Shazia Shafat
Shipra Jaidka

Utilizações terapêuticas de lasers em odontopediatria

ScienciaScripts

Imprint
Any brand names and product names mentioned in this book are subject to trademark, brand or patent protection and are trademarks or registered trademarks of their respective holders. The use of brand names, product names, common names, trade names, product descriptions etc. even without a particular marking in this work is in no way to be construed to mean that such names may be regarded as unrestricted in respect of trademark and brand protection legislation and could thus be used by anyone.

Cover image: www.ingimage.com

This book is a translation from the original published under ISBN 978-3-659-85647-1.

Publisher:
Sciencia Scripts
is a trademark of
Dodo Books Indian Ocean Ltd. and OmniScriptum S.R.L publishing group

120 High Road, East Finchley, London, N2 9ED, United Kingdom
Str. Armeneasca 28/1, office 1, Chisinau MD-2012, Republic of Moldova, Europe
Managing Directors: Ieva Konstantinova, Victoria Ursu
info@omniscriptum.com

Printed at: see last page
ISBN: 978-620-8-61045-6

Shazia Shafat
Shipra Jaidka

Utilizações terapêuticas de lasers em odontopediatria

Índice:

Introdução

O homem não pode descobrir novos oceanos se não tiver a coragem de perder a costa de vista. Esta coragem e a procura de conhecimento levaram à descoberta das mais recentes tecnologias avançadas em diferentes domínios. Nas últimas décadas, assistiu-se a inúmeras investigações e avanços na medicina dentária, tais como implantes, CAD-CAM, CBCT, anestesia eléctrica, investigação de células estaminais, etc., e uma dessas descobertas notáveis é o laser.

O termo "LASER" é um acrónimo de "Light Amplification by the Stimulated Emission of Radiation" (Amplificação da Luz por Emissão Estimulada de Radiação)[(1)].

Ao longo dos anos, várias doenças dentárias, como a cárie dentária, a gengivite, a doença periodontal, a terapia pulpar, procedimentos cirúrgicos menores, como a operculectomia, a biópsia, a exposição cirúrgica de dentes para tratamento ortodôntico, a frenectomia, etc., têm sido tratadas utilizando métodos convencionais. Todos estes procedimentos requerem o uso de anestesia local com agulha, o uso de instrumentos rotativos que produzem sons (ruído) e vibração.[2] São mais demorados e podem exigir várias sessões. Em bebés e crianças, a ansiedade, o medo e o comportamento não cooperativo do doente infantil tornam estes procedimentos entediantes para o odontopediatra.[3,4,5]

Theodore Maiman, em 1960, desenvolveu o primeiro dispositivo laser funcional, que emitia um feixe de cor vermelha intensa a partir de um cristal de rubi.[6] A partir daí, o laser passou a ser utilizado em medicina e em diferentes tipos de cirurgias, como otorrinolaringologia, ginecologia, cirurgia plástica e cosmética. O laser foi introduzido no campo da medicina dentária por **Terry Mayers**, um dentista americano, em 1989.[7,8] Desde então, a tecnologia laser tem registado vários avanços. Os recentes avanços na tecnologia laser e a investigação sobre o seu potencial prepararam o terreno para uma revolução na prática dentária.

Nas últimas décadas, assistiu-se a uma verdadeira explosão de investigação sobre as aplicações clínicas dos lasers na prática dentária. Outrora considerada como uma tecnologia complexa com utilizações limitadas na medicina dentária clínica, existe uma consciência crescente da utilidade dos lasers no arsenal da prática dentária moderna, onde podem ser utilizados como um complemento às abordagens tradicionais. A medicina dentária com laser significa a utilização da tecnologia laser em diferentes áreas da medicina dentária para fins de diagnóstico, tratamento ou terapia. As condições clínicas em que os lasers são indicados para utilização são o diagnóstico, a prevenção da cárie dentária, os procedimentos de restauração, a estética, os procedimentos cirúrgicos menores, a remoção da camada de esfregaço, a desinfeção dos canais radiculares, o tratamento do herpes labial, a regeneração nervosa e a apneia do sono. Para além de serem um complemento aos métodos cirúrgicos convencionais, os lasers são atualmente o tratamento de eleição ou a única modalidade de tratamento para uma variedade de entidades cosméticas e patológicas.

Uma das maiores vantagens da utilização do laser em medicina dentária é a elevada taxa de aceitação por parte dos pacientes. Os lasers oferecem poucas hipóteses de trauma mecânico, causam cicatrizes mínimas e raramente são necessárias suturas. Provocam a redução da contagem de bactérias e, nalgumas áreas, podem também esterilizar o campo.

Os lasers estão disponíveis em diferentes comprimentos de onda para diferentes tipos de aplicações. A utilização de lasers em medicina dentária estendeu-se a quase todas as especialidades. Com cada vez mais empresas de lasers a entrarem no sector e a oferecerem à profissão mais opções de dispositivos mais pequenos e menos dispendiosos, é provável que, nos próximos anos, o laser ganhe aceitação em relação aos métodos convencionais.

À luz dos conhecimentos supracitados, esta dissertação bibliográfica tem como objetivo fornecer uma visão geral das várias aplicações de laser que foram desenvolvidas para a prática dentária e discutir mais detalhadamente várias utilizações terapêuticas chave dos lasers em medicina dentária.

Capítulo 1

Revisão da literatura

Gordon TE (1965)[9] realizou um estudo in-vitro para avaliar os efeitos do impacto do laser em dentes extraídos. Foram extraídos molares, pré-molares e incisivos humanos e as cavidades foram preparadas com laser de rubi pulsado. Verificou-se que houve expulsão da pluma e intensa luminosidade tecidual localizada. Concluiu-se, assim, que a radiação laser estimula certos tecidos biológicos à auto-radiação ou bioluminescência.

Lobene RR, Bhussry BR, Fine S (1968)[10] realizaram um estudo in-vitro para avaliar a interação da radiação laser de dióxido de carbono com o esmalte e a dentina e para fechar poços e fissuras do esmalte através da fusão da hidroxiapatite sintética com o esmalte nativo utilizando o laser de CO_2. Dentes humanos extraídos com superfícies de esmalte intactas foram expostos a radiação laser de CO_2 contínua. Verificou-se que o esmalte parecia fundido, branco calcário, opaco, duro, quebradiço, fracturado facilmente e não havia evidência de encerramento das fissuras. As secções do solo mostraram hastes de esmalte rompidas e incineração de processos odontoblásticos na dentina. Concluiu-se, portanto, que as alterações observadas se deviam à elevação da temperatura no local da interação, juntamente com o fluxo de calor desta região.

Stern RH, Vahl J, Sognnaes RF (1972)[11] efectuaram um estudo in-vitro para avaliar o efeito de um laser de dióxido de carbono pulsado no esmalte humano. Os terceiros molares humanos não cariados extraídos foram divididos em quatro segmentos, 2 peças de cada dente foram submetidas a laser com densidades de energia de 13 J/cm2 a 50 J/cm2 e 2 foram utilizadas como controlos. As amostras foram depois colocadas numa solução desmineralizante para obter um padrão que simulasse lesões semelhantes a cáries. Verificou-se que, a um nível baixo de exposição ao laser, havia menos fissuras, formação de poros e a inibição da desmineralização parecia apenas ligeiramente menos completa do que nas densidades mais elevadas. Assim, concluiu-se que o laser de CO_2 é significativamente mais eficiente do que o laser de rubi dentro dos limites desta investigação.

Yamamoto H, Sato K (1980)[12] efectuaram um estudo in-vitro para avaliar a prevenção da cárie dentária através da irradiação com laser Nd:YAG com Q-switched acústico-ótico. 60 incisivos permanentes humanos não cariados extraídos foram limpos, secos, revestidos com material de absorção de laser e expostos ao laser e, em seguida, as amostras foram colocadas numa solução desmineralizante. Verificou-se que a microrradiografia da área de esmalte não lixiviado mostrou radiolucência subsuperficial e a da área de esmalte lixiviado não mostrou desmineralização subsuperficial. Assim, concluiu-se que o laser pode inibir eficazmente a formação da lesão tipo cárie sem qualquer dano para os tecidos moles orais.

Hans M, Klaus A (1986)[13] efectuaram um estudo em 57 pacientes para avaliar os efeitos da cirurgia com laser de CO_2 em lesões pré-malignas orais e para comparar as taxas de recorrência com as de outras modalidades de tratamento. Concluíram que, em comparação com a terapia medicamentosa conservadora, os procedimentos cirúrgicos convencionais e a criocirurgia, o tratamento com laser de CO_2 de doenças pré-malignas multicêntricas da mucosa oral pode ser recomendado como uma terapia alternativa.

Featherstone JDB, Nelson DGA (1987)[14] analisaram os efeitos do laser de CO_2 nos tecidos duros dentários a partir da literatura disponível de 1965 a 1987. Verificou-se que o CO_2 a baixa densidade de energia provocava a fusão da superfície, a inibição da progressão da lesão e melhorava acentuadamente a resistência de união de uma resina composta à dentina, não tendo também demonstrado qualquer dano pulpar ou efeito deletério permanente nos tecidos moles. Concluiu-se, assim, que uma melhor compreensão dos fundamentos da interação dos lasers de CO_2 com os tecidos duros dentários pode fazer deles o futuro da aplicação clínica dos lasers em medicina dentária.

Costa AM, Yamaguti PM, Paula LMD, Bezerra ACB (1998)[15] realizaram um estudo in-vitro para avaliar o uso do laser de diodo 655nm no diagnóstico de cárie oclusal. Foram utilizados 50 molares e pré-molares extraídos e diagnosticados quanto à cárie dentária através de inspeção visual, radiografias, Diagnodent e histologia. Verificou-se que o Diagnodent apresentou valores elevados de especificidade e sensibilidade do que os métodos convencionais de diagnóstico. Por conseguinte, concluiu-se que o novo laser Diagnodent pode ser utilizado como um método adjuvante de diagnóstico de cáries.

McNally KM, Gillings BRD, Dawes JM (1999)[16] efectuaram um estudo in-vitro para avaliar a ablação de esmalte e dentina cariados com laser de díodo assistido por corante. 56 dentes humanos antigos e 28 dentes humanos novos extraídos foram divididos em diferentes grupos de acordo com várias concentrações de corante verde de indocianina e depois irradiados com diferentes potências de laser de díodo. Verificou-se que a eficiência da ablação e a temperatura da superfície aumentavam com a irradiação laser e com a concentração do corante. Assim, concluiu-se que a técnica de ablação por laser assistida por corante é eficiente para a remoção de dentina e esmalte cariados, com um risco mínimo de danos térmicos.

Baggett FJ, Mackie IC, Blinkhorn AS (1999)[3] analisaram a utilização do laser Nd:YAG em odontopediatria para a remoção de tecidos moles orais. Verificou-se que o laser de Nd:YAG proporciona hemostase com cicatrizes mínimas, redução da dor e da inflamação pós-operatórias e não requer suturas. Concluiu-se, portanto, que o laser de Nd:YAG deve ser utilizado como uma ferramenta clínica adicional pelos dentistas no tratamento de crianças.

Aoki A, Sasaki KM, Watanabe H, Ishikawa I (2000)[17] analisaram a utilização de lasers na terapia periodontal não cirúrgica. Verificou-se que os lasers têm as vantagens potenciais do efeito bactericida, do efeito de desintoxicação, da remoção do revestimento do epitélio e do tecido de granulação, da remoção da placa dentária e do cálculo da superfície da raiz e da curetagem da parede do tecido mole. Concluiu-se, portanto, que os lasers podem ser utilizados como uma ferramenta adjuvante ou alternativa à terapia mecânica convencional.

Lussi A, Francescut P (2002)[18] efectuaram um estudo in vitro sobre o desempenho de métodos convencionais e novos para a deteção de cáries oclusais em dentes decíduos. Foram selecionados noventa e cinco dentes decíduos com superfícies oclusais macroscopicamente intactas. Todos os dentes foram avaliados por inspeção visual, inspeção visual com ampliação, inspeção visual combinada com sondagem de pressão leve, radiografia bitewing e DIAGNOdent. O DIAGNOdent mostrou, em comparação com os métodos convencionais, uma capacidade significativamente melhorada ($p<0,05$) para detetar lesões dentárias em dentes decíduos. Concluiu-se que o DIAGNOdent pode ser utilizado como uma ferramenta adicional na deteção de cáries oclusais em dentes decíduos e que a sua boa reprodutibilidade deve permitir que o dispositivo laser monitorize o processo de cárie ao longo do tempo.

Pescheck A, Pescheck B, Moritz A (2002)[19] efectuaram um estudo in vivo para avaliar o efeito do laser de dióxido de carbono na pulpotomia de molares decíduos. Foram selecionados para o estudo 212 molares decíduos com lesões cariosas profundas. Após a pulpotomia, o tratamento hemostático dos cotos da polpa radicular foi efectuado com um laser de dióxido de carbono superpulsado com uma ponta de cerâmica de 0,8 mm durante 2 a 5 s. Foi utilizada uma potência de laser de 3 W para irradiar a polpa. O tratamento com laser foi seguido da colocação de uma base de cimento de zinco/eugenol e Harvard e de uma coroa de aço inoxidável. Os dados clínicos e radiográficos foram recolhidos 18 meses após a colocação. A taxa de sucesso clínico global foi de 98,1%. O sucesso radiográfico global foi de 91,8%. Os resultados mostram que a utilização de um laser de dióxido de carbono superpulsado com uma potência de 3 W parece ser uma alternativa favorável para o tratamento hemostático de cotos de polpa radicular de molares primários após pulpotomia.

Fette AM (2003)[20] efectuou um estudo in-vivo para avaliar a utilização da terapia laser de baixa intensidade (LLLT) no tratamento de queimaduras faciais térmicas superficiais em crianças. 6 crianças com lesões faciais térmicas foram tratadas por meio de terapia laser de baixa intensidade. Verificou-se que a LLLT acelerou não só a cicatrização das feridas, o tratamento e o resultado final das lesões térmicas superficiais no rosto das crianças, como também aumentou consideravelmente o conforto do doente sem anestesia durante o tratamento. Concluiu-se, assim, que a terapia laser de baixa intensidade pode ser utilizada para o tratamento de lesões faciais superficiais.

Walsh LJ (2003)[21] analisou sistematicamente o estado atual das aplicações actuais e emergentes dos lasers na prática clínica a partir da literatura disponível de 1975 a 2002. Verificou-se que os lasers de baixa potência podem ser utilizados na deteção de cáries, desinfeção de canais radiculares, bolsas periodontais e preparações de cavidades, enquanto os lasers de alta potência podem ser utilizados no tratamento de doenças malignas, branqueamento dentário, remoção de cáries e cirurgia de tecidos moles. Concluiu-se, assim, que a combinação de técnicas laser de diagnóstico e terapêuticas abrirá a porta a novas técnicas e tratamentos.

Margolis F (2004)[22] fez uma revisão sobre o laser Er:YAG e a sua utilização em medicina dentária para pessoas com necessidades especiais. Verificou-se que o laser Er:YAG é útil no tratamento da hiperplasia gengival, frenectomia, tratamento de úlceras aftosas, terapia pulpar, excisão de tumores de tecidos moles e preparação da cavidade. Concluiu-se, assim, que o laser Er:YAG é adequado para pacientes com problemas especiais, uma vez que não é necessária anestesia, é possível realizar dentisteria multi-quadrante numa única sessão e não há preocupação com o facto de os pacientes morderem o lábio, a bochecha ou a língua.

Dederich DN, Bushick RD (2004)[23] analisaram a utilização de lasers em medicina dentária em termos da sua fiabilidade, custo, consumo de tempo, segurança, eficácia e efetividade. Foram destacados os diferentes tipos de laser, os seus comprimentos de onda e formas de onda e as suas aplicações em medicina dentária. As recentes inovações para melhorar o atrativo para o paciente e a capacidade de utilização múltipla, ao mesmo tempo que se obtêm resultados equivalentes, constituem um forte argumento a favor do laser Er,Cr:YSGG. Os dados revelaram que existem muito poucas provas que suportem resultados superiores da utilização do laser em comparação com os métodos tradicionais. Por conseguinte, concluiu-se que, até ao momento, os lasers não apresentaram resultados superiores aos dos métodos convencionais, pelo que não substituem nenhuma das ferramentas convencionais.

Coluzzi DJ (2004)[6] analisou os fundamentos dos lasers dentários. Foram discutidos os fundamentos científicos, a história e os efeitos nos tecidos dos lasers dentários. É importante que o médico dentista se familiarize com os princípios do laser e, em seguida, escolha o laser adequado para a aplicação clínica pretendida. Cada comprimento de onda e cada dispositivo tem vantagens e desvantagens específicas. Concluiu-se, portanto, que o clínico que compreende estes princípios pode tirar o máximo partido das caraterísticas dos lasers e pode proporcionar um tratamento seguro e eficaz.

Gutknecht N, Franzen R, Vanweersch L, Lampert F (2005)[24] analisaram o uso de lasers em odontopediatria a partir da literatura disponível para diagnóstico, prevenção de cáries e tratamentos cirúrgicos a laser. Verificou-se que os lasers auxiliam em tratamentos como o selamento de fossas e fissuras, colagem, tratamento de tecidos moles e duros, frenectomia, procedimentos endodônticos e terapia com laser de baixa intensidade.

Concluiu-se, assim, que a odontopediatria apoiada por laser é um dos campos mais promissores da moderna medicina dentária minimamente invasiva.

Boj JR (2005)[4] analisou a utilização de lasers na futura medicina dentária pediátrica. Foi salientado que os lasers melhoraram a remoção e a coagulação dos tecidos, reduziram o desconforto pós-operatório, o edema, as cicatrizes e a contração, e a cicatrização rápida. Reduziu a necessidade de analgésicos e medicação anti-inflamatória e anestesia local, sem formação de smear layer e aumentando a resistência de união dos materiais de resina. Também pode ser utilizado para frenectomias, recontorno gengival, remoção de hiperplasia gengival, operculectomias, exposição de dentes não irrompidos, certas condições de patologia oral, preparação de cavidades, pulpotomia, esterilização de canais radiculares, esmaltoplastia e prevenção de cáries. Concluiu-se, assim, que os lasers são o futuro da medicina dentária pediátrica.

Liu JF (2006)[25] efectuou um estudo in-vivo para avaliar os efeitos da pulpotomia com laser de Nd:YAG em molares decíduos humanos. 68 molares decíduos foram tratados com laser de Nd:YAG, 69 molares decíduos foram tratados com formocresol (1:5) e 44 estavam no grupo de controlo. Verificou-se que a taxa de sucesso do laser de Nd:YAG foi de 97% clinicamente e de 94,1% radiograficamente, superior à do formocresol, que foi de 85,5% clinicamente e de 78,3% radiograficamente. Por conseguinte, concluiu-se que a pulpotomia com laser de Nd:YAG pode ser utilizada como técnica de pulpotomia na prática clínica.

Bader C, Krejci I (2006)[26] analisaram sistematicamente as aplicações do laser de Er:YAG em medicina dentária a partir da pesquisa bibliográfica no PubMed entre 1989 e 2005. Verificou-se que

o laser Er:YAG era utilizado na preparação de cavidades, na prevenção de cáries, no tratamento da hipersensibilidade, na endodontia, em fossas e fissuras, no tratamento de bolsas periodontais e na cirurgia de tecidos duros. Concluiu-se, assim, que o laser Er:YAG ajuda a reduzir a dor, pode funcionar sem anestesia local e, juntamente com a sua adequação à medicina dentária minimamente invasiva, predestina o Er:YAG a ser uma ferramenta ideal na medicina dentária.
Husein A (2006)[(2)] efectuou uma revisão sistemática das aplicações dos lasers em procedimentos nos tecidos duros dentários, utilizando dados de vários estudos realizados entre 1964 e 2003. Verifica-se que o laser Er:YAG tem aplicações em áreas como a preparação de cavidades, a remoção de cáries, a remoção de restaurações, o condicionamento ácido e o tratamento da sensibilidade dentinária, a prevenção de cáries e o branqueamento. Concluiu-se, assim, que parecem existir janelas de oportunidade para o laser Er:YAG numa série de aplicações dentárias. Os lasers podem revolucionar o desenho e a preparação das cavidades com base no desenvolvimento da medicina dentária adesiva.
Schoop U (2007)[27] efectuou um estudo in-vitro para avaliar a utilização do laser Er,Cr:YSGG no tratamento endodôntico. Foram utilizadas 60 amostras de dentes humanos com uma única raiz e inoculados os seus canais radiculares com *Escherichia coli* ou *Escherichia faecalis*. Verificou-se que o laser de Er,Cr:YSGG reduz a quantidade de ambas as bactérias abaixo do nível de deteção, pelo que se concluiu que o laser de Er,Cr:YSGG pode ser utilizado para eliminar bactérias, camada de esfregaço e detritos do canal radicular.
Parker S (2007)[(28)] efectuou uma revisão sobre a utilização do laser cirúrgico em implantologia e endodontia. Verificou-se que o laser cirúrgico tem sido utilizado na colocação e recuperação da segunda fase de implantes dentários, contorno de tecidos moles, ajuda na descontaminação dos implantes em casos de peri-implantite, em endodontia, hipersensibilidade da dentina, ação bactericida no capeamento da polpa e na pulpotomia, concluindo assim que a utilização do laser cirúrgico em implantologia e endodontia tem revelado um sucesso através de muitas investigações em comprimentos de onda permitidos.
Parker S (2007)[7] analisou a história e a produção de luz laser. Verificou-se que os lasers foram introduzidos na medicina dentária em 1989, mas só estão a ser utilizados na prática dentária nos últimos 18 anos. Concluiu-se que foi efectuada uma investigação considerável para validar a utilização de lasers em todos os ramos da medicina dentária, uma vez que estes superam as deficiências de muitas terapias convencionais e podem ser aplicados a qualquer situação clínica.
Reyhanian A, Parker S, Moshonov J (2008)[29] apresentaram um relato de caso para avaliar a utilização do laser Er:YAG no procedimento de apicectomia e compararam-no com os métodos convencionais. A apicectomia foi efectuada com laser Er:YAG no incisivo central superior direito de uma mulher de 28 anos. Verificou-se que a utilização do laser Er:YAG YAG na cirurgia endodôntica proporciona precisão, controlo bacteriano
descontaminação, menos danos colaterais, estimulação tátil com cicatrização precoce e menos complicações. Assim, concluiu-se que o uso do laser Er:YAG deve ser considerado um método alternativo, adequado e útil para a realização de cirurgias endodônticas.
Walsh LJ (2008)[30] analisou o papel dos lasers de érbio na modificação óssea. Verificou-se que o laser de érbio proporciona uma esterilização simultânea, menos trauma, osteoindução no osso cortical para promover o crescimento de osso novo, ausência de desconforto e vibração, risco reduzido de trauma nos tecidos adjacentes, baixo risco de lesão dos tecidos moles adjacentes e tem capacidades microcirúrgicas. Concluiu-se, portanto, que os lasers de érbio oferecem uma modalidade de perfuração alternativa, uma vez que não requerem contacto físico com o osso para perfurar, cortam o osso com danos térmicos mínimos e permitem um controlo preciso do corte do osso.
Christensen GJ (2008)[31] analisou os métodos de corte dos tecidos moles orais, ou seja, o laser e a eletrocirurgia, no que diz respeito à hemostase, ao tempo de cicatrização, ao custo dos instrumentos, à largura do corte, ao anestésico necessário, à produção de fumo, ao odor e ao sabor indesejável. Verificou-se que ambos os modos de corte eram eficazes, mas que havia uma sobreposição de potenciais utilizações, segurança e eficácia. Por conseguinte, concluiu-se que a decisão sobre a modalidade a utilizar cabe a cada dentista.
Koci E, Almas K (2009)[1] analisaram as aplicações dos lasers em medicina dentária. Foram revistos

vários tipos de lasers e as utilizações clínicas de lasers cirúrgicos e não cirúrgicos em medicina dentária. Verificou-se que os lasers têm capacidade de desinfeção, facilidade de ablação de tecidos, hemostase, regeneração de tecidos, reduzem o ruído, a vibração, a dor trans e pós-operatória e melhoram consideravelmente o conforto do paciente. Por conseguinte, concluiu-se que a utilização avançada da tecnologia laser em medicina dentária expandiu e melhorou as opções de tratamento.

Goel A, Chawla HS, Gauba K, Goyal A (2009)[32] efectuaram um estudo in vivo para comparar a validade dos métodos convencionais de deteção de cáries oclusais em molares primários utilizando o padrão de ouro histológico. Foram selecionados 84 molares primários em 52 crianças (com idades compreendidas entre os 8 e os 12 anos) e avaliados quanto a cáries dentárias utilizando o DIAGNOdent, exame visual e tátil e radiografias bitewing. O exame histológico das secções, preparadas após a extração dos dentes, serviu como padrão de ouro para a comparação dos métodos acima mencionados. Concluiu-se que o DIAGNOdent mostrou uma maior sensibilidade e precisão em comparação com outros métodos convencionais para a deteção de cáries do esmalte, enquanto que para as cáries dentárias, embora a sensibilidade fosse elevada, a precisão era semelhante à de outros métodos de diagnóstico.

Gupta VK, Jena AK, Singh SP, Utreja A (2009)[33] analisaram as aplicações dos lasers na prática ortodôntica moderna. Verificou-se que os lasers eram úteis na polimerização de adesivos fotopolimerizáveis, na prevenção de cicatrizes no esmalte, no aumento da resistência de união esmalte-braquete, na redução da dor, na descolagem de braquetes cerâmicos, na digitalização e reconstrução de imagens, na medição do fluxo sanguíneo pulpar e na modelagem e recontorno gengival. Concluiu-se, portanto, que os lasers na profissão dentária foram aceites como uma modalidade de tratamento muito eficaz, tanto para procedimentos em tecidos duros como em tecidos moles.

Allbeury J (2010)[34] analisou a utilização de lasers para procedimentos atraumáticos em odontopediatria. Foi enfatizado que os lasers são perfeitos para preparos cavitários atraumáticos, pois não há vibração e as crianças não sentem dor. Verificou-se que os lasers são úteis para a descontaminação, o condicionamento para aumentar a força de ligação, as frenectomias, a exposição de dentes não interrompidos, a gengivectomia e a excisão de tumores de tecidos moles sem anestesia e suturas, com uma melhor adesão do doente. Concluiu-se, assim, que os lasers são perfeitos para procedimentos atraumáticos em odontopediatria.

Margolis FS (2010)[5] analisou a utilização de lasers em medicina dentária para crianças. Verificou-se que os lasers são vantajosos, uma vez que são mais confortáveis, têm menos hemorragia, não necessitam de anestesia, cicatrizam mais rapidamente, têm menos visitas, não necessitam de suturas e são bactericidas. Podem ser utilizados para a preparação de cavidades, hiperplasia gengival, gengivoplastia, frenectomia, exposição de dentes não interrompidos, operculectomia, úlceras aftosas e herpes labial, terapia pulpar, excisão de tumores de tecidos moles, revelação de implantes, branqueamento de dentes, terapia laser de baixa intensidade e terapia periodontal. Concluiu-se, assim, que os lasers são o futuro da odontopediatria.

Birang R, Behfarnia P, Yaghini J, Teimuri F, Jamshidi M (2010)[35] efectuaram um estudo in vivo para avaliar os efeitos do laser Nd:YAG em comparação com a destartarização e o planeamento radicular isolados. Foram selecionados seis adultos com periodontite crónica em dentes de raiz única, com 68 bolsas periodontais. Todos eles receberam destartarização e planeamento radicular, apenas um grupo de teste de 40 foi assistido por terapia com laser de Nd:YAG. Os resultados revelaram que a irradiação com laser de Nd:YAG no interior das bolsas periodontais, após a destartarização e o planeamento radicular, teve melhores efeitos terapêuticos do que a destartarização e o planeamento radicular isolados. Concluiu-se, assim, que o laser de Nd:YAG pode ser utilizado como método adjuvante no tratamento de bolsas periodontais.

Chmura LG (2010)[36] apresentou um relato de caso para avaliar a gengivectomia da arcada superior e o alívio do frênulo labial superior excessivo usando um laser de diodo de 810nm. Uma mulher de 10 anos e 8 meses de idade foi diagnosticada com erupção incompleta dos dentes permanentes e alta fixação do frênulo anterior, e foi tratada com laser para gengivectomia e frenectomia. Verificou-se que, após 2 semanas de acompanhamento, a doente apresentava uma excelente cicatrização, pelo que

se concluiu que o laser de díodo é uma ferramenta importante para a realização de cirurgia de tecidos moles.
Bains VK, Gupta S, Bains R (2010)[37] analisaram a utilização de lasers em periodontia. Verificou-se que, em periodontia, os lasers podem ser utilizados na remoção de cálculos subgengivais, em procedimentos cirúrgicos de tecidos moles, em alterações da superfície radicular, na descontaminação da superfície de implantes e em cirurgia óssea, pelo que se concluiu que os lasers podem ser utilizados como alternativa ao tratamento periodontal convencional, sendo superiores no que respeita à facilidade de ablação, descontaminação, hemostase e menor dor operatória e pós-operatória.
Pang K (2010)[38] analisou a utilização de lasers nos tecidos moles orais. Verificou-se que os lasers são benéficos em relação às modalidades convencionais, reduzindo o número de consultas, a dor, o stress e as complicações e proporcionando conforto, hemostase, esterilização, cicatrização de feridas e invasão mínima. Concluiu-se, portanto, que a tecnologia laser deve ser utilizada sempre que clinicamente indicada em procedimentos de tecidos moles.
Kusek ER (2010)[39] analisou a utilização de lasers na soldadura de tecidos. Concluiu-se que os lasers requerem menos tempo operatório, menos trauma, menos competências, menos reacções de corpos estranhos, menos hemorragia, permitem a selagem de feridas húmidas ou secas, permitem o fecho estanque imediato, os tecidos tendem a cicatrizar mais rapidamente e exibem uma melhor aparência cosmética. Concluiu-se, assim, que a soldadura de tecidos a laser é a caraterística mais promissora dos lasers na medicina dentária do futuro.
Gupta S, Kumar S (2011)[40] analisaram a utilização de lasers em medicina dentária. Verificou-se que os lasers de tecidos duros são utilizados na deteção de cáries, preparação de cavidades, branqueamento e os lasers de tecidos moles são utilizados na curetagem, destartarização e planeamento radicular, pelo que se concluiu que o futuro dos lasers em medicina dentária é promissor, uma vez que estão a ser desenvolvidas novas aplicações e podem revelar-se uma bênção disfarçada se forem utilizados de forma segura e adequada.
Martens LC (2011)[41] fez uma revisão sistemática da física do laser e das aplicações dos lasers em medicina dentária para crianças, utilizando a literatura disponível de 1945 a 2011. Verificou-se que os lasers em odontopediatria podem ser utilizados em cirurgia de tecidos moles, prevenção e diagnóstico de cáries, preparação de cavidades, endodontia em dentes decíduos, traumatologia dentária e terapia com laser de baixa intensidade. Concluiu-se, assim, que a medicina dentária assistida por laser deve ser utilizada no diagnóstico, gestão e tratamento de crianças.
Reza F, Katayoun KAM, Farzaneh A, Nikoo T (2011)[8] analisaram a utilização de lasers em ortodontia. Verificou-se que os lasers podem ser utilizados para a análise dos tecidos moles faciais, a criação de modelos digitais, a fluxometria doppler a laser, a deteção de cáries, a polimerização de resinas, o condicionamento do esmalte, a descolagem de brackets, a soldadura, a brasagem, a modelação e o contorno gengivais, a fibrotomia e a frenectomia. Por conseguinte, concluiu-se que, para obter um diagnóstico preciso e um tratamento adequado, os lasers podem ser utilizados como uma modalidade.
Caprioglio C, Olivi G, Genovese MD (2011)[42] analisaram a utilização de lasers em traumatologia dentária e a terapia com laser de baixa intensidade em crianças. Os lasers são utilizados em traumatologia dentária por serem minimamente invasivos, altamente selectivos, reduzirem a necessidade de medicação pós-operatória e a sensibilidade, não necessitarem de anestesia, suturas, melhorarem a adesão do doente e cicatrizarem rapidamente. Pode ser utilizado para diagnosticar a vitalidade do dente, condicionar, descontaminar, remover a camada de smear layer, tratar a hipersensibilidade dentinária, capeamento pulpar direto ou indireto, pulpotomia, pulpectomia, remoção de material endodôntico, gengivectomia, gengivoplastia e branqueamento. Concluiu-se, assim, que os lasers são muito eficazes no tratamento de lesões dentárias traumáticas.
Umer A, Umer A (2011)[(43) efectuou] uma revisão sobre a utilização da tecnologia laser e comparou diferentes tipos de lasers, bem como as suas vantagens e desvantagens, com base em estudos realizados entre 1964 e 2009. Verificou-se que, devido à menor ansiedade dos doentes e a um tratamento mais conservador, os lasers estão a tornar-se o tratamento de eleição. Concluiu-se que os lasers proporcionam uma prática dentária segura, eficaz e sem dor, pelo que a sua utilização está a

expandir-se continuamente.

Boj A, Poirier JR, Hernandez C, Espasa M, Espanya E (2011)[44] analisaram a utilização de lasers no tratamento de patologias dos tecidos moles em pacientes pediátricos dentários. Verificou-se que o tratamento com laser implica a redução da dor, a hemostase, a ausência de suturas, a melhoria da cicatrização das feridas, a desinfeção, a redução do tempo de funcionamento, a ausência de vibrações e a melhoria do conforto pós-operatório, pelo que se concluiu que a tecnologia laser pode ser utilizada em crianças para curar a maioria das lesões dos tecidos moles orais, em vez dos métodos convencionais, como a faca fria, a electrocauterização ou a criocirurgia.

Olivi G, Genovese MD (2011)[45] analisaram as aplicações dos lasers na odontologia restauradora para crianças e adolescentes. Verificou-se que os lasers são úteis no diagnóstico de cáries, na preparação de fossas e fissuras, na preparação de cavidades, no capeamento pulpar indireto, no condicionamento ácido do esmalte e da dentina, na polimerização de compósito, na remoção da camada de smear layer, na descontaminação e na gengivectomia. Concluiu-se, portanto, que os lasers são um dispositivo seguro e eficaz para ser utilizado em dentisteria restauradora para crianças e adolescentes.

Tanboga I , Eren F , Altinok B, Peker S, Ertugral F (2011)[46] efectuaram um estudo in vivo para avaliar o efeito da terapia com laser de baixa intensidade na dor durante a preparação de cavidades com laser em pacientes dentários pediátricos. O estudo foi efectuado em 10 crianças com idades compreendidas entre os 6 e os 9 anos, num total de 20 dentes molares primários. Metade das preparações foram tratadas com terapia laser de baixa intensidade (LLLT) antes da preparação com laser e a restante metade sem LLLT (não-LLLT) antes da preparação com laser. Todas as cavidades foram preparadas com laser ER:YAG e restauradas com resina composta fotopolimerizável. As crianças foram instruídas a classificar a sua dor numa escala visual analógica (EVA) de 0 a 5 pontos. As pontuações medianas (min-max) da EVA foram de 1 (0-2) para o LLLT e de 3 (1-4) para as crianças não tratadas com LLLT. Entre

Os resultados dos grupos LLLT e não-LLLT foram estatisticamente significativos ($p<0,01$). Concluiu-se que a aplicação de LLLT antes da preparação da cavidade com laser torna a preparação da cavidade mais confortável e eficaz e tem vantagens especiais no tratamento de crianças.

Seifi M, Younessian F, Ameli N (2012)[47] efectuaram um estudo in vivo sobre a corticotomia sem retalho assistida por laser para melhorar o movimento dentário ortodôntico. Os primeiros pré-molares direitos de 8 coelhos machos foram tratados para o movimento mesial por uma mola helicoidal fechada de Ni-Ti (níquel-titânio), enquanto os pré-molares esquerdos foram utilizados como controlo. Os resultados mostraram que o movimento dentário ortodôntico no grupo experimental foi maior do que no grupo de controlo. Concluiu-se, portanto, que a corticotomia sem retalho assistida por laser é um procedimento útil para reduzir o tempo de tratamento e os danos ao periodonto.

Acharya SS, Satyanarayana TSV, Prabhakar R (2012)[48] analisou vários desenvolvimentos históricos dos lasers, a física por detrás dos lasers, as suas propriedades, conceção, interação com os tecidos, vários tipos de lasers, com ênfase na aplicação do laser na medicina dentária. Foram apresentados os perigos dos lasers e ilustradas as tendências futuras possíveis e realistas, como a utilização do Diagnodent para a deteção de cáries ocultas, a utilização de lasers dentários waterlase que eliminam os ruídos de zumbido agudos, a aplicação experimental da bioestimulação e da terapia fotodinâmica no tratamento do cancro. Concluiu-se que o laser se tornou um raio de esperança na medicina dentária. Quando utilizado de forma eficaz e ética, o laser é uma modalidade de tratamento excecional para muitas condições clínicas que os dentistas tratam diariamente.

Mute W, Shenoi P, Khadse A (2012)[49] analisaram a aplicação de lasers na odontologia restauradora. Verificou-se que os lasers são eficazes no diagnóstico de cáries, na remoção de cáries, na preparação de cavidades, na prevenção de cáries, na remoção de restaurações antigas, no condicionamento do esmalte e da dentina, na polimerização de resinas, no tratamento da sensibilidade dentinária e no branqueamento. Concluiu-se, portanto, que quando utilizado de forma eficaz e ética, o laser é uma modalidade excecional para o tratamento restaurador.

Nastri L, Caruso U (2012)[50] analisaram as aplicações dos lasers como uma abordagem de tratamento alternativa na periodontite crónica. Verificou-se que a terapia mecânica convencional é incapaz de proporcionar a remoção completa das bactérias, o acesso a furcações, sulcos e locais distais dos

molares. Assim, concluiu-se que o laser proporciona hemostase, ablação, esterilização e facilidade de acesso, podendo servir como tratamento alternativo à terapia periodontal convencional.
Asnaashari M, Safavi N (2013)[51] analisaram a desinfeção de canais contaminados por diferentes comprimentos de onda de laser durante a realização de terapia de canais radiculares. Verificou-se que podem ser utilizados diferentes lasers, tais como CO2, Nd:YAG, Er:YAG, Er,Cr:YSGG, para a remoção de detritos e smear layer e desinfeção dos canais. Por conseguinte, concluiu-se que se obtém um efeito máximo quando os lasers são utilizados em combinação com a solução irrigadora de hipoclorito de sódio numa concentração adequada.

Capítulo 2

Discussão

HISTÓRIA DOS LASERS

A sua base teórica foi postulada por ***Albert Einstein*** (Figura 1). Ao explicar o efeito fotoelétrico, ***Einstein*** supôs que um fotão poderia penetrar na matéria, onde colidiria com um átomo. Como todos os átomos têm electrões, um eletrão seria ejectado do átomo pela energia do fotão, com grande velocidade. ***Einstein*** também previu, em 1917, em ***Zur Theorie der Strahlung*** (Teoria do Comprimento de Onda), que quando existe inversão entre os níveis de energia superior e inferior entre os sistemas atómicos, era possível realizar radiação estimulada amplificada, ou seja, luz laser. A emissão de radiação electromagnética estimulada tem a mesma frequência (comprimento de onda) e fase (coerência) que a radiação incidente (***Einstein*** 1905, 1917).[7,8]

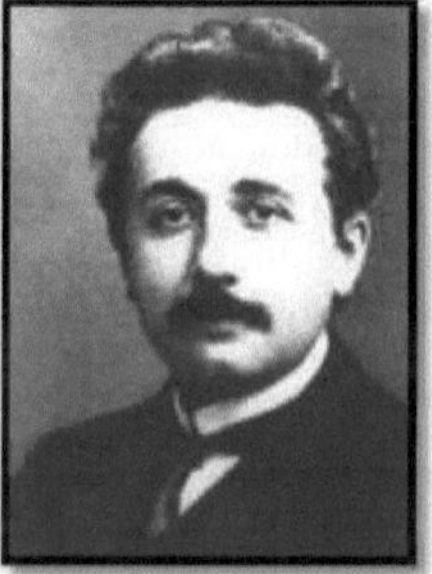

Fig 1 - Albert Einstein

Em 1953, ***Charles Townes***, em experiências com micro-ondas, produziu um dispositivo que permitia amplificar esta radiação fazendo-a passar através de gás amoníaco. Este foi o primeiro **MASER** (amplificação de micro-ondas por emissão estimulada de radiação) (Figura 2)[7]. Percebeu-se que apenas uma fração da energia incidente era convertida em energia do maser, sendo a maior emissão sob a forma de calor; a potência de saída dos primeiros masers era da ordem de alguns micro-watts.

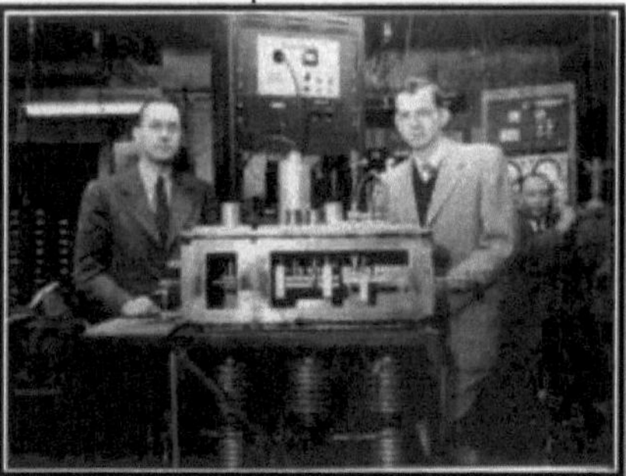

Figura 2 - MASER

O trabalho experimental efectuado por outros trabalhadores em vários comprimentos de onda de energia incidente e materiais alvo resultou na invenção do primeiro **LASER** (amplificação da luz por emissão estimulada de radiação) por ***Theodore Maiman***, um cientista da Hughes Aircraft Corporation, EUA. Este laser emitia um feixe de cor vermelha profunda a partir de um cristal de rubi (Figura 3).[6]

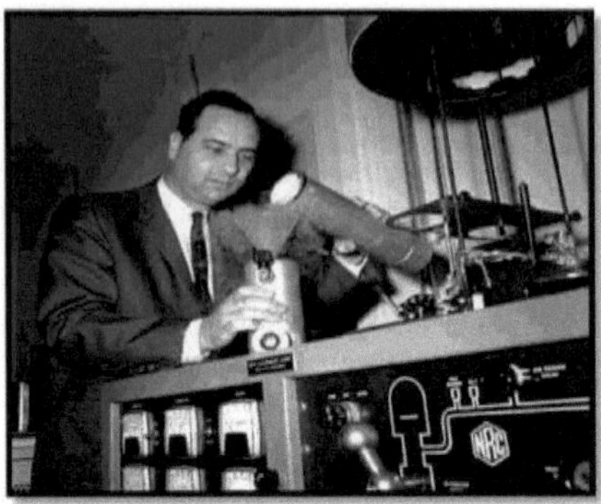

Figura 3 - Theodore Maiman contempla o laser de rubi.

O trabalho experimental sobre a física da produção de luz laser realçou a atração da utilização de energia de radiação intensa, de comprimento de onda único, em muitas aplicações militares e de comunicações. ***O*** laser ***de Maiman*** utilizava um rubi sólido como "meio ativo", que era energizado ou "bombeado" por uma fonte eléctrica (Figura 4)[3].

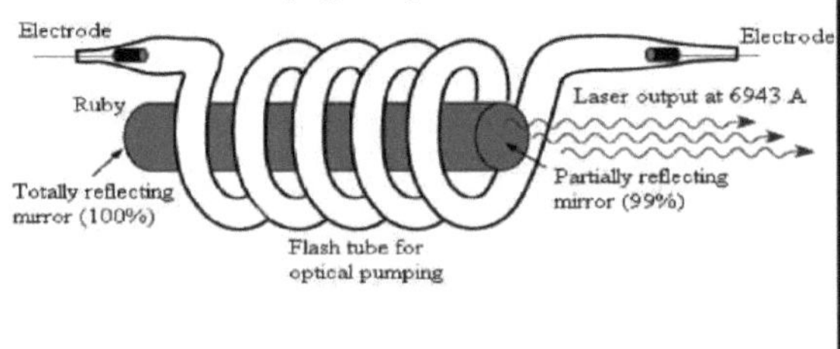

Figura 4 - Exemplo de um meio ativo de vareta de rubi, semelhante ao utilizado no primeiro laser de Maiman

Durante os anos seguintes, os investigadores dentários estudaram as possíveis aplicações desta energia laser visível. ***O Dr. Leon Goldman***, um dermatologista que tinha estado a fazer experiências com a remoção de tatuagens utilizando o laser de rubi, focou dois impulsos dessa luz vermelha num dente do seu irmão dentista em **1965**. O resultado foi uma fissura indolor na superfície do esmalte.[6]

Muitos outros tipos de laser foram inventados pouco depois do laser de rubi sólido - o primeiro laser de urânio pelos Laboratórios IBM (em novembro de **1960**), o primeiro laser de hélio-néon pelos Laboratórios Bell em **1961** e o primeiro laser de semicondutores por ***Robert Hall*** nos Laboratórios General Electric em **1962**; o primeiro laser de granada de ítrio-alumínio dopado com neodímio (Nd:YAG) e o primeiro laser de CO_2 pelos Laboratórios Bell em **1964**, o laser de iões de árgon em **1964**, o laser químico em **1965** e o laser de vapores metálicos em **1966**.[8] Em cada caso, o "nome" do laser foi anotado em relação ao meio ativo (fonte de fotões laser) utilizado.

Apesar de ***Maiman*** ter exposto um dente extraído ao seu laser de rubi em **1960**, as possibilidades de utilização do laser em medicina dentária só surgiram **em 1989**, com a produção do American Dental Laser para uso comercial. Este laser, utilizando um meio ativo de Nd:YAG, emitia luz pulsada e foi desenvolvido e comercializado pelo ***Dr. Terry Myers***, um dentista americano. Embora de baixa potência e, devido ao seu comprimento de onda de emissão, inadequado para utilização em tecidos duros dentários, a disponibilidade de um laser específico para utilização oral ganhou popularidade entre os dentistas. Este laser foi vendido pela primeira vez no Reino Unido em **1990**[8].

Outros comprimentos de onda de laser, utilizando máquinas que já eram utilizadas em medicina e cirurgia e apenas ligeiramente modificadas, ficaram disponíveis para utilização dentária no início da década de 1990. Sendo predominantemente árgon, Nd:YAG, CO_2 e díodos semicondutores, todos estes lasers não conseguiram dar resposta a uma necessidade crescente entre os dentistas e os pacientes de um laser que ablacionasse os tecidos duros dentários. Em **1989**, o trabalho experimental de ***Keller*** e ***Hibst***, utilizando um laser Er:YAG (2.940 nm) pulsado, demonstrou a sua eficácia no corte de esmalte, dentina e osso. Este laser ficou disponível comercialmente no Reino Unido em **1995** e, logo seguido por um laser semelhante Er,Cr:YSGG (erbium chromium: yttrium scandium gallium garnet) em **1997**, constituiu um armamentário de laser que iria responder às necessidades cirúrgicas da medicina dentária clínica em clínica geral.[7] Nas últimas duas décadas, foram disponibilizados numerosos instrumentos laser para utilização na prática dentária, o Solid State Heat Capacity Laser (SSHCL) em 2001, o primeiro laser Raman de silício na Universidade da Califórnia, em Los Angeles, o primeiro laser de silício por John Bowers em 2006, o primeiro laser evanescente de silício com bloqueio de modo por John Bowers e Brian Koch em 2007 e o primeiro laser Petawatt em 2010 nos Lawrence Livermore National Laboratories.

Atualmente, estão a ser utilizados clinicamente nos consultórios dentários numerosos lasers de diferentes comprimentos de onda. Os parâmetros específicos da sua utilização dependem das suas caraterísticas individuais de absorção dos tecidos.

RESUMO DO DESENVOLVIMENTO DO LASER

Quadro 1: Cronologia dos acontecimentos

ANO	INVESTIGADOR	EVENTO
1900	Max Plank	Permitir a compreensão de que a luz é uma forma de radiação electromagnética
1916	Albert Einstein	Teoria da emissão de luz. Conceito de emissão estimulada.
1928	Rudolph W Landenburg	Confirmação da existência de emissão estimulada e absorção negativa.
1940	Valentin A Fabrikant	Registou a possibilidade de inversão da população.
1947 1948	Willis E Lamb R C Rutherford Gobor D	Emissão induzida suspeita nos espectros do hidrogénio. Primeira demonstração de emissão estimulada. Invenção da holografia.
1951	Charles H Townes	Inventor do MASER (Microwave Amplification of Stimulated Emission of Radiation) na Universidade de Columbia - Primeiro dispositivo baseado na emissão estimulada, galardoado com o Prémio Nobel em 1964.

1951	Charles H Townes Joseph Weber James P. Gordan	Inventores do MASER na Universidade de Maryland.
1951	Alexander M Prokhorov Nikolai G. Basov	Inventores independentes do MASER nos Laboratórios Lebedev, Moscovo. Prémio Nobel de 1964.
1954	Robert H Dicke	Patente "Bomba Ótica". Baseada na inversão de população pulsada para super-radiância e câmara ressonante Fabry-Perot separada para "Sistema de Amplificação e Geração Molecular".
1956	Nicolas Bloembergan	Primeira proposta de um MASER de estado sólido de três níveis na Universidade de Harvard.
1957	Charles H Townes	Esboça um primeiro MASER ótico no seu livro de laboratório.
1957	Gordon Gould	Primeiro documento que define um LASER; autenticado pelo dono de uma loja de doces. Atribuídos os direitos de patente na década de 1970.
1958	Arthur L Schawlow Charles H Townes	Primeiro trabalho pormenorizado que descreve o "Optical MASER". Atribui-se-lhe a invenção do LASER.
1959	Gordon Gould	Aplica-se a patentes relacionadas com o LASER
1959	John D. Myers	Primeiro sistema estroboscópico de raios X na Universidade Estatal da Pensilvânia. Precursor do LASER de raios X.
1960	Arthur L Schawlow Charles H Townes	Patente LASER n.º 2.929.922.
1960	Theodore Maiman	Inventou o primeiro LASER funcional baseado em Ruby nos Hughes Research Laboratories.

1960	Peter P Sorokin Mirek Stevenson	Primeiro LASER de urânio - Segundo LASER global. Nov.1960 IBM Labs.
1960	Ali Javan William Bennett Donald Herriot	Primeiro LASER de hélio-neon nos Laboratórios Bell em dezembro de 1960, primeiro laser de gás e primeiro laser CW.
1961	Lloyd G. Cross	Primeira empresa de laser comercial: Trion Instruments, primeiro LASER de rubi comutado por Q de prisma giratório. Terceiro Ruby LASER, a Trion tornou-se Lear-Siegler, Laser Systems Center
1961	A G Fox & T Li	Análise teórica de ressonadores ópticos nos laboratórios Bell.
1961	Elias Snitzer	Primeiro LASER de vidro e varetas laser revestidas na American Optical.
1961	Leo F. Johnson K. Nassau	Primeiro LASER de cristal de neodímio nos Laboratórios Bell
1961	Ralph R. Soden Scotch Plains Le Grand (Larry) G. Van Uitert	Primeira operação de onda contínua de um LASER de cristal dopado com terras raras nos Laboratórios Bell. Patente nº 3.177.155.
1961	John D. Myers	Quarto Ruby LASER no Laboratório Aeronáutico de Cornell.
1962	Fred J. McClung	Primeiro Q-switch electro-ótico de célula Kerr.
1962	Robert Hall Nick Holonyak	Invenção do LASER (laser de arsenieto de gálio) semicondutor nos laboratórios da General Electric.
1962	Alan White Dane Rigden	Primeiro LASER CW visível de hélio-néon (HeNe) nos Bell Labs.
1962	Fred Brech Lloyd G. Cross	Primeiro sistema de análise química por espetroscopia de decomposição induzida por LASER (LIBS) na Jarrell-Ash & Trion Instruments.
1963	Robert Keyes Theodore Quist	Primeiro LASER de estado sólido bombeado por díodo, fluoreto de cálcio dopado com urânio, nos Laboratórios Lincoln do MIT.
1963	Logan E Hargrove Richard L Fork M. A. Pollack	Primeiro modo bloqueado de Q-switch acústico-ótico.
1964	John D. Myers	Primeiro sistema de oscilador/amplificador LASER (Ruby) de Gigawatt no Laboratório Aeronáutico de Cornell.
1964	Emmett Leith Juris Upatnieks	Primeira apresentação de hologramas LASER de objectos 3D. 3 de abril, na Spectra-Physics.

1964	Elias Snitzer	Primeiro LASER de fibra e primeiro amplificador LASER de fibra na American Optical.
1964	John D. Myers	Primeira demonstração de propulsão LASER. Lear- Siegler, Centro de Sistemas Laser
1964	Joseph E Geusic Richard G. Smith H M Markos L G Van Uiteit Bob Thomas Leo Johnson	Inventor do primeiro LASER Nd:YAG funcional nos Laboratórios Bell.
1964	Kumar N Patel	Inventor do LASER de CO2 nos Laboratórios Bell.
1964	William Bridges	Invenção do LASER de iões de árgon nos laboratórios Hughes.
1964	John D. Myers	Primeira demonstração no terreno de um telémetro / ceilómetro Ruby LASER no Laboratório Aeronáutico de Cornell.
1965	John D. Myers	Primeiro ceilómetro LASER de dupla frequência no Lear Siegler Laser System Center.
1965	George Pimentel J V V Kasper	Primeiro LASER químico na Universidade da Califórnia, Berkley.
1965	John D. Myers	Primeiro telémetro LASER com dupla frequência no Lear Siegler Laser System Center.
1966	Ed Gerry Arthur Kantrowitz	Primeiro LASER de CO2 com mais de 10 quilowatts no Laboratório de Investigação Avco Everett.
1966	James Hobart	Fundou a primeira empresa comercial de LASER de CO2, a Coherent Radiation (atualmente Coherent Inc.) Hobart era funcionário da Trion Instruments, a primeira empresa comercial de laser fundada por Lloyd G. Cross em 1961.
1966	William Silfvast Grant Fowles Hopkins	Primeiro LASER de vapor metálico - Zn/Cd - na Universidade de Utah
1966	John D. Myers	Primeira posição do avião indicando o radar LASER no Lear Siegler Laser System Center.
1966	Peter Sorokin John Lankard	Primeira ação de LASER de corante demonstrada nos Laboratórios IBM.
1966	Mary L. Spaeth	Primeiro LASER de corante sintonizável nos Laboratórios de Investigação Hughes
1967	John D. Myers	Primeira barra LASER comercial de Nd:vidro na OwensIllinois.
1967	Bernard Soffer B. B. McFarland	Primeiro LASER de corante sintonizável em comprimento de onda em Korad.
1967	John D. Myers	Primeiro sistema de oscilador/amplificador LASER Nd:Glass de Gigawatt na Owens-Illinois.

1969	Keeve M. Siegel	Primeiro programa de investigação comercial de LASER de fusão na KMS Industries.
1969	G M Delco	Primeira instalação industrial de três lasers para aplicação no sector automóvel.
1969	John D. Myers Carl Sulter Tom Crow	Invenção de filtros de samário para LASER Nd:YAG na Owens-Illinois, Hughes Aircraft & Martin Marietta.
1970	Nikolai Basov Yu M. Popov	Primeiro Excimer LASER nos Laboratórios Lebedev, Moscovo, baseado apenas em Xénon (Xe).
1970	Mort Panish Izuo Hayashi	Primeiro LASER de semicondutores CW no Instituto Técnico-Físico Ioffe e nos Laboratórios Bell
1972	CarlosH, Henrique	Primeiro LASER de poço quântico
1973	Lloyd Cross	Primeira empresa comercial de hologramas LASER na Multiplex Company
1974	J J Ewing Charles Brau	Primeiro excimer LASER de halogenetos de gases raros nos Laboratórios Avco Everet.
1976	Jim Hsieh	Primeiro LASER de díodo InGaAsP nos Laboratórios Lincoln do MIT.
1977 1977	Grupo de John MJ Madey Mc Dermott, W.E. Pehelkin, N.R. Benard, Bousek R.R.	Primeiro LASER de electrões livres na Universidade de Stanford. Laser químico de oxigénio e iodo (COIL).
1980	Grupo de Geoffrey Pert	Primeiro relatório da ação LASER de raios X, Universidade de Hull, Reino Unido.
1981	Arthur Schawlow Nicolas Bloembergen	Recebeu o Prémio Nobel da Física pelo seu trabalho em ótica não linear e espetroscopia.
1982	Peter F. Moulton	Primeiro LASER de safira de titânio nos Laboratórios Lincoln do MIT

1984	Grupo de Dennis Mathew	Primeira demonstração registada de um LASER de raios X de "laboratório" dos Laboratórios Lawrence Livermore.
1985	John D. Myers	Primeiro dispositivo e método comercial de cirurgia ocular por LASER, patente dos EUA n.º 4.525.942 e patente do Reino Unido n.º GB 2 157 483 A da Kigre, Inc.
1987	David Payne	Primeiro amplificador LASER de fibra de érbio
1994	Jerome Faist Federico Capasso DeborahL. Sivco Carlo Sirtori Albert Hutchinson Alfred Y. Cho	Primeiro LASER de múltiplos comprimentos de onda em cascata quântica nos Bell Labs.

1994	Nikolai Ledentsov	Primeiro LASER de pontos quânticos no Instituto Técnico-Físico Ioffe.
1996	Wolfgang Keterle	Primeiro LASER de átomo pulsado no MIT
1996	João R	Primeiro LASER de Petawatt nos Laboratórios Nacionais Lawrence Livermore.
1997 1999	Wolfgang Ketterle Herbelin J M Henshaw T L Rafferty BD Anderson B Tate R F Madden T J Mankey II GC Hager G D	Primeiro LASER atómico nos Laboratórios Lincoln do MIT. Laser de iodo químico de fase gasosa (AGIL)
2001	Laboratório Nacional Lawrence Livermore	Laser de capacidade térmica de estado sólido (SSHCL)
2004	Ozdal Boyraz Bahrom Jalali	Primeiro LASER Raman de silício na Universidade da Califórnia, em Los Angeles
2006	John Bowers	Primeiro LASER de silício
2007	John Bowers Brian Koch	Primeiro LASER evanescente de silício com bloqueio de modo
2010	Joesph J	Primeiro LASER de 10 petawatts no Lawrence Livermore National Labs.

PRINCÍPIOS DA RADIAÇÃO LASER

A palavra LASER é um acrónimo de Light Amplication by Stimulated Emission of Radiation (Amplificação da Luz por Emissão Estimulada de Radiação). O estudo de cada uma destas palavras oferece uma compreensão dos princípios básicos do funcionamento de um laser.[5,6]

LUZ

A luz é uma forma de energia electromagnética que se comporta como uma partícula e uma onda. A unidade básica desta energia chama-se fotão.[6]

A luz laser e a luz normal são significativamente diferentes. A luz normal produzida por um candeeiro de mesa, por exemplo, é normalmente um brilho branco difuso, embora seja a soma das muitas cores do espetro visível - violeta, azul, verde, amarelo, laranja e vermelho. A forma de onda da luz normal é não coerente, na medida em que existe uma sobreposição confusa de ondas sucessivas. A propagação dessas ondas resulta na dispersão da luz com a distância e a multidirecção e interferência de ondas sucessivas dá origem a divergência e escurecimento com a distância. O comprimento de onda de qualquer feixe de luz é medido em metros, sendo os valores típicos expressos em nanómetros (10^{-9} metros).[7]

Os lasers são dispositivos que produzem feixes de luz intensos*,* ***monocromáticos****,* ***coerentes*** e ***altamente colimados****.*[17] O comprimento de onda **(cor)** da luz laser é extremamente puro **(*monocromático*)** quando comparado com outras fontes de luz, o laser emite todos os fotões com a mesma energia e, por conseguinte, com o mesmo comprimento de onda, pelo que se diz que é monocromático. A luz de um laser provém normalmente de uma transição atómica com um único comprimento de onda preciso. Assim, a luz laser tem uma única cor espetral e é praticamente a luz monocromática mais pura que existe. Todos os fotões **(energia)** que compõem o feixe laser têm uma relação de fase fixa **(*coerência*)** entre si. Um átomo excitado pode ser induzido a emitir um fotão por outro fotão da mesma frequência. Diz-se que os dois fotões emitidos estão em fase, o que significa que a crista ou o vale da onda associada a um fotão ocorrerá ao mesmo tempo que na onda associada ao outro fotão. É criada uma avalanche de fotões semelhantes e estes fotões têm uma relação de fase fixa entre si. Esta relação de fase fixa entre os fotões de vários átomos no meio ativo faz com que o feixe laser gerado tenha a propriedade da coerência. ***A colimação*** refere-se ao grau em que o feixe permanece paralelo à distância. Um feixe perfeitamente colimado teria lados paralelos e nunca se expandiria. O seu ângulo de divergência seria exatamente zero. O elevado grau de colimação resulta do facto de a cavidade do laser ter espelhos frontais e posteriores quase paralelos, que restringem o feixe final do laser a uma trajetória perpendicular a esses espelhos. A luz de um laser tem normalmente uma divergência muito baixa. Pode percorrer grandes distâncias ou ser focada num ponto muito pequeno com um brilho que excede o do Sol. Devido a estas propriedades, os lasers são utilizados numa grande variedade de aplicações em todos os sectores da vida.

Existem três medidas que podem definir a onda de fotões produzida por um laser. A primeira é a velocidade, que é a velocidade da luz. A segunda é a amplitude, que é a altura total da oscilação da onda, desde o topo do pico até à base, num eixo vertical. É uma indicação da quantidade de intensidade da onda: quanto maior a amplitude, maior a quantidade de trabalho útil que pode ser efectuado. A terceira propriedade é o comprimento de onda, que é a distância entre quaisquer dois pontos correspondentes da onda no eixo horizontal. Trata-se de uma medida do tamanho físico, que é importante para determinar a forma como a luz laser é enviada para o local da cirurgia e como reage com o tecido. O comprimento de onda é medido em metros e, para os comprimentos de onda utilizados em medicina dentária, são utilizadas unidades mais pequenas desta medida: microns (10^{-6} m) ou nanómetros (10^{-9} m). Uma propriedade das ondas que está relacionada com o comprimento de onda é a frequência, que é a medida do número de oscilações da onda por segundo. A frequência é inversamente proporcional ao comprimento de onda: quanto menor o comprimento de onda, maior a frequência, e vice-versa.[17]

AMPLIFICAÇÃO

A amplificação é uma parte de um processo que ocorre no interior do laser. Identificar os componentes de um instrumento laser é útil para compreender como a luz é produzida.[6]

No centro do dispositivo encontra-se uma cavidade ótica. O núcleo da cavidade é constituído por elementos químicos, moléculas ou compostos e é designado por meio ativo. Os lasers são geralmente designados pelo material do meio ativo, que pode ser um recipiente de gás, um cristal ou um semicondutor de estado sólido. Existem dois lasers de meio ativo gasoso utilizados em medicina dentária: árgon e CO_2. Os restantes disponíveis são bolachas semicondutoras de estado sólido fabricadas com várias camadas de metal como o gálio, o alumínio, o índio e o arsénio ou varetas sólidas de cristal de granada cultivadas com várias combinações de ítrio, alumínio, escândio e gálio e depois dopadas com os elementos crómio, neodímio ou érbio. Existem dois espelhos, um em cada extremidade da cavidade ótica, colocados paralelamente um ao outro.

À volta deste núcleo encontra-se uma fonte de excitação, quer seja um dispositivo estroboscópico de lâmpada de flash ou uma bobina eléctrica, que fornece a energia ao meio ativo. Um sistema de arrefecimento, lentes de focagem e outros controlos completam os componentes mecânicos (Figura 5).[6]

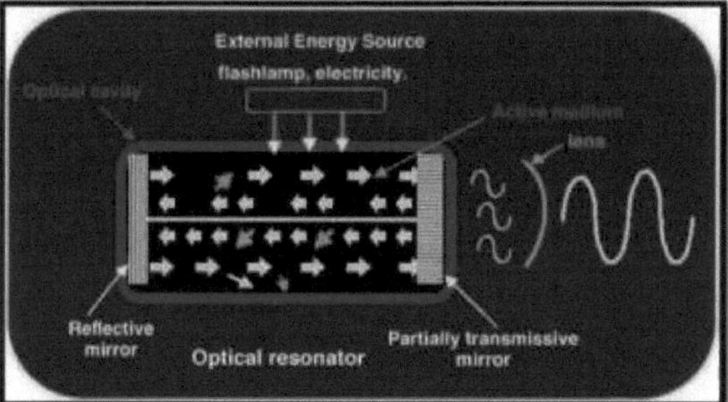

Fig. 5 - Os componentes básicos de um laser.

O termo "***emissão estimulada***" tem a sua base na teoria quântica da física, introduzida em **1900** pelo físico alemão ***Max Planck*** e posteriormente conceptualizada como estando relacionada com a arquitetura atómica por ***Niels Bohr***, um físico dinamarquês.[(6)] A expressão da física quântica em termos de estrutura atómica foi definida por ***Bohr*** em **1922**. A energia luminosa incidente, absorvida por um átomo alvo, fará com que um eletrão se desloque para uma camada de energia mais elevada. Este estado instável resultará na emissão de energia fotónica relativamente ao estado de energia estável do alvo, sendo o excesso de energia produzido sob a forma de calor. Este fenómeno é conhecido como emissão espontânea. Se um átomo já energizado for bombardeado com um segundo fotão, este resultará na emissão de dois fotões coerentes de comprimento de onda idêntico. Este fenómeno foi postulado por ***Einstein*** como **emissão estimulada**.[7]

Quando um quantum, a mais pequena unidade de energia, é absorvido pelos electrões de um átomo ou de uma molécula, ocorre uma breve excitação. Uma vez que a ordem natural prefere que as substâncias se encontrem num estado de repouso, esse quantum é rapidamente libertado, um processo designado por ***emissão espontânea***. O pacote de energia emitido era anteriormente descrito como um fotão. Em **1916,** ***Albert Einstein*** teorizou que um fotão adicional que viajasse no campo de um átomo excitado, com o mesmo nível de energia de excitação, resultaria na libertação de dois quanta, ou onda coerente de dois fotões, um fenómeno que designou por ***emissão estimulada*** (Figura 6).

Estes fotões são capazes de energizar mais átomos, que emitem ainda mais fotões idênticos, estimulando mais átomos circundantes. Se as condições forem adequadas, ocorre uma ***inversão da população***, o que significa que a maioria dos átomos do meio ativo se encontra no estado elevado e não no estado de repouso. Para manter esta excitação, é necessário um fornecimento constante de energia, designado por mecanismo de bombagem.

Os espelhos em cada extremidade do meio ativo reflectem estes fotões para trás e para a frente para permitir uma nova emissão estimulada, e as passagens sucessivas através do meio ativo aumentam a potência do feixe de fotões: trata-se de um processo de amplificação. O processo gera algum calor, pelo que a cavidade ótica tem de ser arrefecida. O paralelismo dos espelhos assegura a colimação da luz.

Um dos espelhos é seletivamente transmissivo, permitindo que a luz com energia suficiente saia da cavidade ótica.

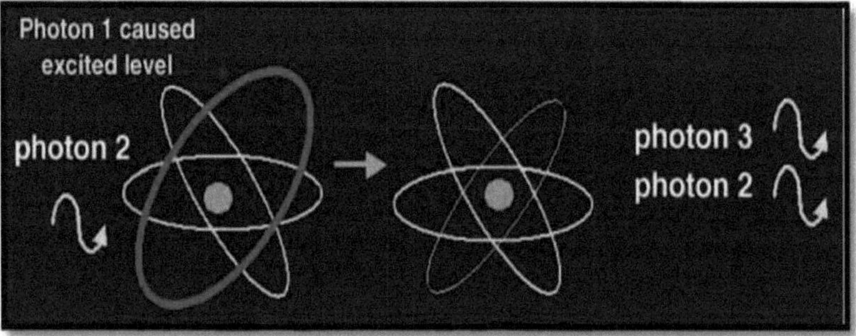

Fig 6 - Emissão estimulada.

RADIAÇÃO

A radiação refere-se às ondas de luz produzidas pelo laser como uma forma específica de energia electromagnética. O espetro eletromagnético é o conjunto completo da energia das ondas, desde os raios gama até às ondas de rádio. Os comprimentos de onda muito curtos, inferiores a cerca de 300 nm, são designados por ionizantes. Este termo refere-se ao facto de a radiação de alta frequência (menor comprimento de onda) ter um grande momento fotónico, medido em electrões-volt por fotão. A energia mais elevada dos fotões pode penetrar profundamente nos tecidos biológicos e produzir átomos e moléculas carregados. Os comprimentos de onda superiores a 300 nm têm menos energia fotónica e causam excitação e aquecimento do tecido com o qual interagem.

Todos os dispositivos de laser dentário disponíveis têm comprimentos de onda de emissão de aproximadamente 0,5 lm (ou 500 nm) a 10,6 lm (ou 10 600 nm). Estão, portanto, dentro da parte visível ou invisível do infravermelho não ionizante do espetro eletromagnético e emitem radiação térmica. A linha divisória entre a parte ionizante (ou seja, a parte mutagénica do ADN celular do espetro) e a parte não ionizante situa-se na junção da luz ultravioleta e da luz violeta visível (Figura 7).

Em suma, um laser é constituído por um meio de iluminação contido numa cavidade ótica, com uma fonte de energia externa para manter uma inversão de população, de modo a que possa ocorrer emissão estimulada de um comprimento de onda específico, produzindo um feixe de luz monocromático, colimado e coerente.

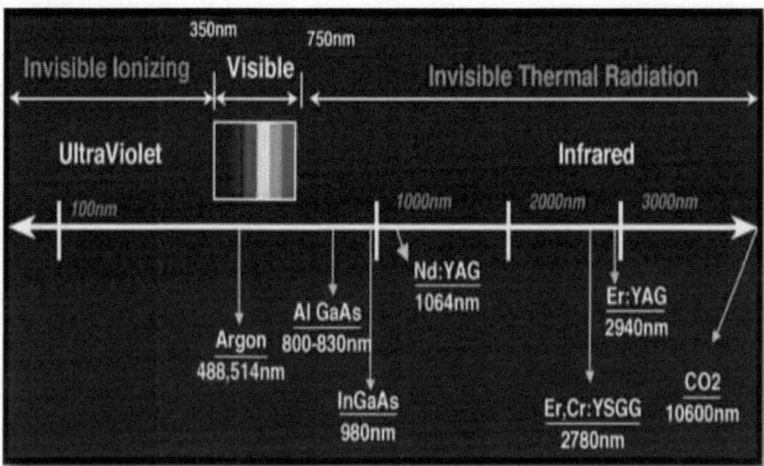

Figura 7- Uma parte do espetro eletromagnético que mostra os comprimentos de onda do laser dentário utilizado para tratamento

INTERACÇÃO DO LASER COM TECIDOS BIOLÓGICOS

Os efeitos das emissões laser nas estruturas biológicas podem, até certo ponto, ser avaliados em termos do que ocorre quando a energia da luz radiante reage com a matéria. É essencial que, através da escolha correta de um determinado comprimento de onda do laser para o tratamento de um determinado tecido-alvo, seja utilizado um nível mínimo de potência, tanto para obter o resultado pretendido como para minimizar o risco de danos colaterais[52]. Por conseguinte, um conhecimento prático do processo biológico do tecido e das propriedades físicas da luz laser proporcionará ao clínico a capacidade de compreender e controlar o resultado do laser.

INTERACÇÃO TÉRMICA DOS TECIDOS:

Os lasers que operam nas regiões do infravermelho médio e do infravermelho distante são utilizados nos cuidados de saúde principalmente para procedimentos em tecidos duros e moles.[21] O principal efeito da energia laser é fototérmico (ou seja, a conversão da energia da luz em calor). Este efeito térmico da energia laser nos tecidos depende do grau de aumento da temperatura e da correspondente reação da água intersticial e intercelular. A taxa de temperatura desempenha um papel importante neste efeito e depende de vários factores, como o arrefecimento do local da cirurgia e a capacidade do tecido circundante para dissipar o calor. Os vários parâmetros do laser utilizados no procedimento também são importantes, como o modo de emissão, a densidade de potência e o tempo de exposição. À medida que a energia do laser é absorvida, ocorre aquecimento.

A alteração física do tecido-alvo obtida através da transferência de calor é designada por **fototermólise**. Esta subdivide-se ainda, consoante a mudança de temperatura, a transferência de fase e os níveis de energia incidente, em fotopirólise, fotovaporólise e fotoplasmólise:

- ***Fotopirólise*:** consistente com a mudança de temperatura ascendente de 60°C para 90°C, as proteínas do tecido alvo sofrem uma alteração morfológica, que é predominantemente permanente.

- ***Fotovaporólise***: a 100°C, a água inter e intracelular nos tecidos moles e a água intersticial nos tecidos moles e a água intersticial nos tecidos moles são eliminadas.
  o tecido duro é vaporizado. Esta transferência de fase destrutiva resulta numa mudança de volume expansiva, que pode ajudar o efeito ablativo do laser ao dissociar grandes elementos de tecido, especialmente observado na utilização do laser no corte de tecidos dentários duros.
- ***Fotoplasmólise:*** caracterizada por altas temperaturas e expansão explosiva a nível microtecidual e molecular, é observada em lasers pulsados ultracurtos, por exemplo, Nd:YAG, Er:YAG, com larguras de pulso <100 p.s. Este fenómeno é adjuvante da fototermólise, em que se forma um plasma pelos efeitos ionizantes dos fortes campos eléctricos das ondas de luz, sendo atingidas densidades de potência $>10^{10}$ W/cm^2. A fotoplasmólise é obtida fotonicamente em tecidos moles e termionicamente em tecidos duros e é caracterizada por flashes e sons de estalos durante a utilização do laser. A formação de plasma pode ser benéfica, na medida em que podem ser produzidas energias ablativas extremamente elevadas, mas também perturbadora, na medida em que pode **"proteger"** o alvo de mais luz incidente, através do fenómeno de um plasma que actua como um **"superabsorvedor"** de radiação electromagnética. Considera-se que, dentro dos níveis terapêuticos de potência laser utilizados em procedimentos dentários, a fotoplasmólise é uma ocorrência rara[52].

Assim, para resumir, o primeiro evento, a hipertermia, ocorre quando o tecido é elevado acima da temperatura normal, mas não é destruído. A temperaturas de aproximadamente 60°C, as proteínas começam a desnaturar sem qualquer vaporização do tecido subjacente. O tecido branqueia ou empalidece, o que pode ser observado quando a albumina de uma clara de ovo muda de clara para leitosa durante a cozedura. Este fenómeno é útil na remoção cirúrgica de tecido granulomatoso doente, porque se a temperatura do tecido puder ser controlada, a porção biologicamente saudável pode permanecer intacta. A coagulação refere-se ao dano irreversível ao tecido, congela o líquido numa massa semi-sólida macia. Este processo produz o efeito desejável de hemostasia, através da contração da parede do vaso.

As bordas dos tecidos moles podem ser "soldadas" com um aquecimento uniforme a 70°C a 80°C, onde há aderência das camadas devido à aderência devida ao desdobramento helicoidal da molécula de colagénio e ao entrelaçamento com segmentos adjacentes. Quando o tecido alvo contendo água é elevado a uma temperatura de 100°C, ocorre a vaporização da água no seu interior, um processo também designado por ablação. Há uma mudança física de estado; os componentes sólidos e líquidos transformam-se em vapor sob a forma de fumo ou vapor. Como os tecidos moles são compostos por uma elevada percentagem de água, a excisão dos tecidos moles começa a esta temperatura. Os cristais de apatite e outros minerais dos tecidos duros dentários não são ablacionados a esta temperatura, mas a componente água é vaporizada, e o jato de vapor resultante expande-se e depois explode a matéria circundante em pequenas partículas. Esta mistura de vapor e sólidos é depois aspirada. Esta micro-explosão do cristal de apatite é designada por **"spallation"**.

Se a temperatura do tecido continuar a subir até cerca de 200°C, este é desidratado e depois queimado na presença de ar. O carbono, como produto final, absorve todos os comprimentos de onda. Assim, se a energia laser continuar a ser aplicada, a camada superficial carbonizada absorve o feixe incidente, tornando-se um dissipador de calor e impedindo a ablação normal do tecido. A condução de calor provoca um trauma térmico colateral numa área alargada.

Quadro 2: Interação térmica dos tecidos

Interação térmica dos tecidos	
Temperatura (°C)	***Efeitos nos tecidos***
42-45	Hipotermia (transitória)
>65	Dessecação,
70-90	Desnaturação de proteínas

>100	Soldadura de tecidos
>200	Carbonização e carbonização

RELAXAMENTO TÉRMICO:

A conversão da energia electromagnética em efeitos térmicos no tecido alvo só pode ser considerada previsível se forem evitadas alterações indesejadas através da propagação térmica condutora. O relaxamento térmico é o termo aplicado à capacidade de controlar uma carga térmica progressivamente crescente do tecido alvo. Assumindo valores fixos de difusividade térmica e luminosa para um determinado tecido, as taxas de relaxamento térmico são proporcionais à área de tecido exposto e inversamente proporcionais ao coeficiente de absorção do tecido[52].

EFEITO SOBRE OS TECIDOS BIOLÓGICOS:

A energia da luz incidente interage com um meio (por exemplo, tecido oral) que é mais denso do que o ar, de uma de quatro formas. Estas podem ser enumeradas da seguinte forma:

a. Transmissão:

Desta forma, o feixe entra no meio, mas não há interação entre o feixe incidente e o meio. O feixe sairá distalmente, inalterado ou parcialmente refractado.

b. Dispersão:

Existe alguma interação, mas esta é insuficiente para causar uma atenuação completa do feixe. A dispersão causará alguma diminuição da energia da luz com a distância, juntamente com uma distorção do feixe, em que os raios seguem numa direção não controlada através do meio. A retrodispersão do feixe laser pode ocorrer quando este atinge o tecido; este fenómeno é mais frequente em comprimentos de onda curtos, por exemplo, Díodo, Nd:YAG (>50% de retrodispersão).

c. Reflexão:

A densidade do meio, ou um ângulo de incidência inferior ao ângulo de refração, resulta numa reflexão total do feixe. Na reflexão verdadeira, os ângulos de incidência e de emergência serão os mesmos ou, se a interface do meio for rugosa ou não homogénea, poderá ocorrer alguma dispersão.

d. Absorção:

A energia incidente do feixe é atenuada pelo meio e transferida para outra forma. Na medicina dentária clínica, dependendo do valor da energia, haverá uma conversão em calor ou, no caso de valores muito baixos, uma bioestimulação dos locais dos tecidos receptores. Isto pode ser facilmente apreciado através de uma analogia com o banho de sol - a estimulação dos melanócitos "bronzeados" pela luz solar UV de baixo grau *versus* a queimadura solar prejudicial com valores de exposição mais elevados. Em qualquer interação laser-tecido desejada, a obtenção de uma absorção máxima da energia laser incidente pelo tecido-alvo permitirá um controlo máximo dos efeitos resultantes, resumidos da seguinte forma

- A absorção é determinada pela correspondência entre a energia incidente (comprimento de onda) e a energia das camadas de electrões nos átomos alvo.

  Além disso, no que diz respeito à interação entre o laser cirúrgico e os tecidos:
- A absorção da energia incidente leva à produção de calor
- O aumento dos níveis de calor leva à dissociação das ligações covalentes (nas proteínas dos tecidos), à transferência de fase de líquido para vapor (na água intra e intercelular), à transferência de fase para gases de hidrocarbonetos e à produção de carbono residual
- A geração de calor pode levar a efeitos secundários por condução.[52]

Quadro 3: Efeito nos tecidos biológicos

Interações tecidulares	Efeitos nos tecidos

Interações fotoquímicas	O princípio básico do processo fotoquímico é que comprimentos de onda específicos da luz laser são absorvidos por crmóforos naturais capazes de induzir determinadas reacções bioquímicas a nível celular. Os derivados de crmóforos ou corantes naturais podem ser utilizados como fotossensibilizadores para induzir reacções biológicas no tecido, tanto para aplicações de diagnóstico como terapêuticas.	Reflexão	O feixe redirecciona-se para fora da superfície do tecido, não tendo qualquer efeito no tecido alvo
Interações fototérmicas	Neste caso, a energia da luz radiante é absorvida pelo tecido e as moléculas são transformadas em energia térmica, o que produz o efeito de tecido.	Absorção	Este é o efeito desejável habitual, e a quantidade de energia que é absorvida pelo tecido depende das caraterísticas do tecido, tais como como pigmentação e teor de água, e no comprimento de onda do laser e modo de emissão. Em geral, os comprimentos de onda mais curtos, de cerca de 500 a 1000nm, são absorvidos Os comprimentos de onda mais longos são mais interactivos com a água e a hidroxiapatite, por exemplo, o CO2
Interações fotomecânicas	Incluem a foto-dissociação ou fotodissociação, que é a rutura de estruturas por luz laser e interações foto-acústicas, que envolvem a remoção de tecido com geração de ondas de choque.	Transmissão	A energia do laser transmite-se através do tecido, sem qualquer efeito no tecido alvo. Por exemplo, os lasers Nd:YAG podem ser transmitidos através do cristalino, da íris, da córnea, da câmara anterior, da câmara posterior, do vítreo e dos humores aquosos do olho sem os afetar, mas podem ser facilmente absorvidos pelos tecidos da retina.

Interações fotoeléctricas	Incluem a foto-plasmólise, que descreve a remoção de tecido através da formação de uma camada de tecido elétrico. iões e partículas carregadas que existem num estado semi-gásico de alta energia.	Dispersão	

CLASSIFICAÇÃO DOS LASERS (Fluxograma 1) :

I. De acordo com o comprimento de onda

1. Gama UV (ultravioleta) -140 a 400 nm
2. VS (espetro visível) - 400 a 700 nm
3. Gama IR (infravermelhos) - mais de 700 nm

II. De acordo com a força

1. **Laser rígido**
   i. Lasers de CO_2 (Figura 8)
   ii. Lasers Nd:YAG (Figura 9)
   iii. Laser de árgon (figura 10)
2. **Laser suave**
   i. Lasers de He-Ne (Figura 11)
   ii. Lasers de díodos (Figura 12)

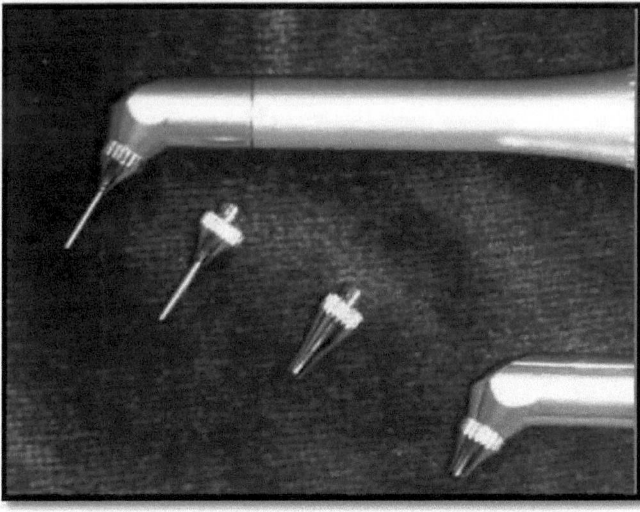

Fig 8 - Peça de mão do laser de CO2 com diferentes pontas

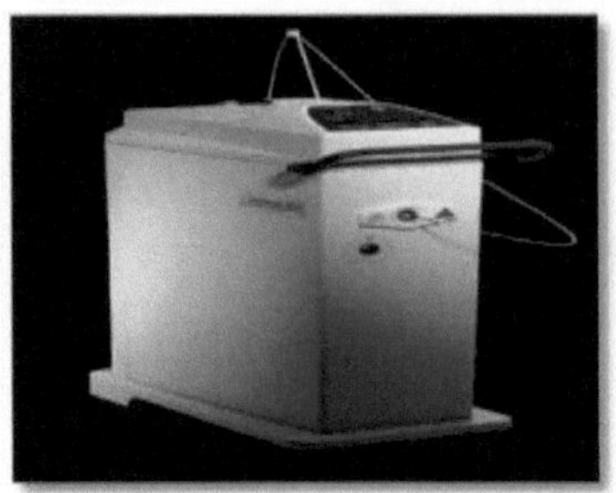

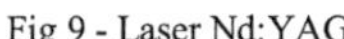

Fig 9 - Laser Nd:YAG

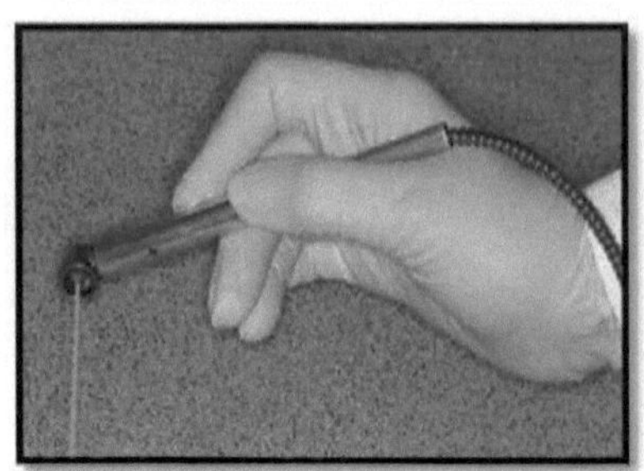

Fig 10 - Laser de árgon

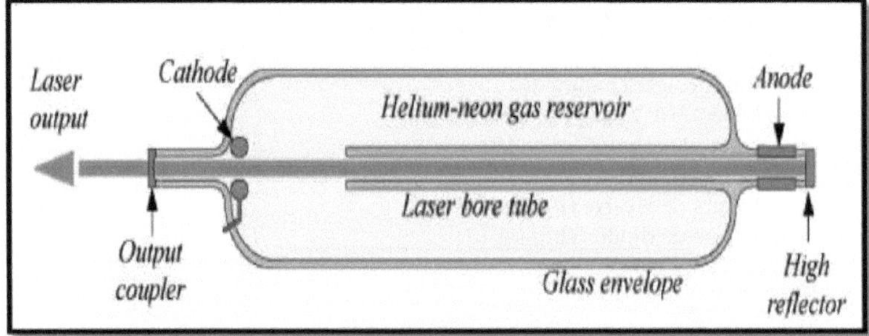

Fig 11 - Laser He-Ne

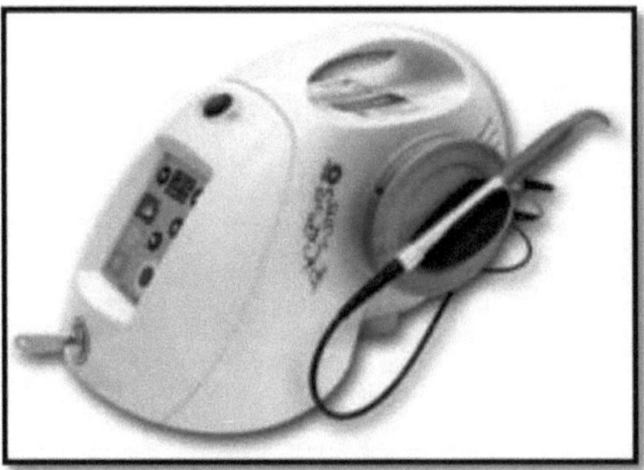

Fig 12 - Laser de Diodo

III. De acordo com o sistema de transmissão

i. Sistemas de fibra de vidro - Lasers de CO2
ii. Sistema de espelhos
   1. Lasers Nd:YAG
   2. Lasers de árgon
   3. Lasers He-Ne
   4. Lasers de díodos
   5. Lasers Nd:YAG com comutação Q
iii. Sistema de fibra de vidro e espelho
   Laser excimer pulsado (Figura 13)

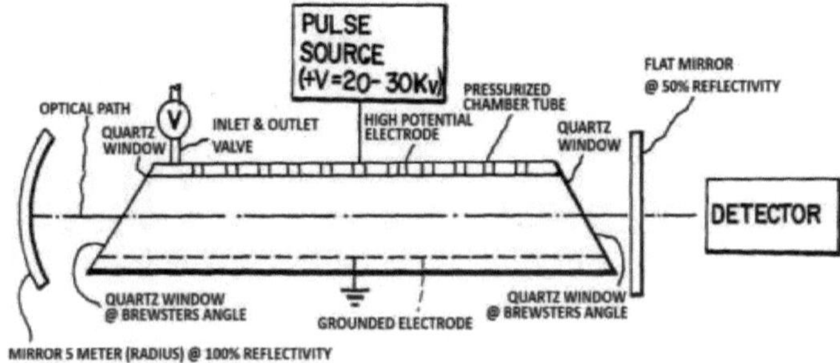

US PATENT #4334199: Excimer Laser, Inventor David O. Ham

Fig 13 - Excimer Laser

IV. De acordo com o seu modo de emissão :

a) Gated - Há alternâncias periódicas da energia do laser, tal como uma luz intermitente. Este modo é conseguido através da abertura e fecho de um obturador mecânico em frente ao trajeto do feixe de uma emissão de onda contínua. Este tipo de emissão é preferido para reduzir a carbonização dos tecidos.

b) Contínua - O feixe é emitido apenas a um nível de potência enquanto o operador carregar no pedal interrutor. Este tipo de emissão é menos preferido, uma vez que provoca mais danos nos tecidos e um menor relaxamento térmico dos mesmos.

c) Pulsada - Esta emissão é única na medida em que são emitidos grandes picos de energia de luz laser durante um curto período de tempo, normalmente em microssegundos, seguido de um período de tempo relativamente longo em que o laser está desligado. Este tipo de emissão é preferido, uma vez que tem pequenas energias de impulso calculadas, permitindo uma maior precisão cirúrgica (Figura 14).

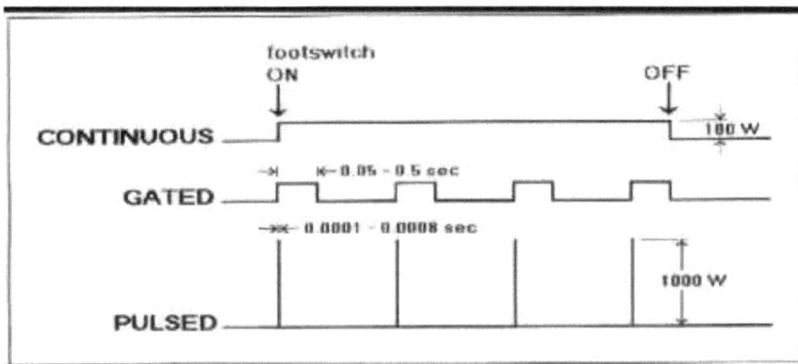

Fig. 14 - Modos de emissão do laser

V. De acordo com o seu poder [33] :

a) Laser de alta potência - São os lasers com potência entre 5 W e 100 W.

b) Laser de média potência - São os lasers com potência entre 5 mW e 5 W.

c) Laser de baixa potência - São os lasers com potência entre 1 mW e 5 mW.

VI. De acordo com a construção física : Os lasers foram classificados de acordo com a sua construção física - **Walsh LJ** 2003.[21]

Tabela 2: Lasers baseados na construção física

Tipo de laser	**Construção**	**Comprimentos de onda**	**Sistemas de distribuição**
Árgon	Laser de gás	488,515 nm	Fibra ótica
KTP	Estado sólido	532 nm	Fibra ótica
Hélio-Neão	Laser de gás	633 nm	Fibra ótica
Díodo	Semicondutores	635,670,810, 830,980nm	Fibra ótica
Nd:YAG	Estado sólido	1064 nm	Fibra ótica
Er,Cr:YSGG	Estado sólido	2780 nm	Fibra ótica
Er:YAG	Estado sólido	2940nm	Fibra ótica, braço articulado de guia de ondas
CO2	Laser de gás	9600nm, 10600nm	Braço articulado de guia de ondas

CLASSIFICAÇÃO DOS LASERS

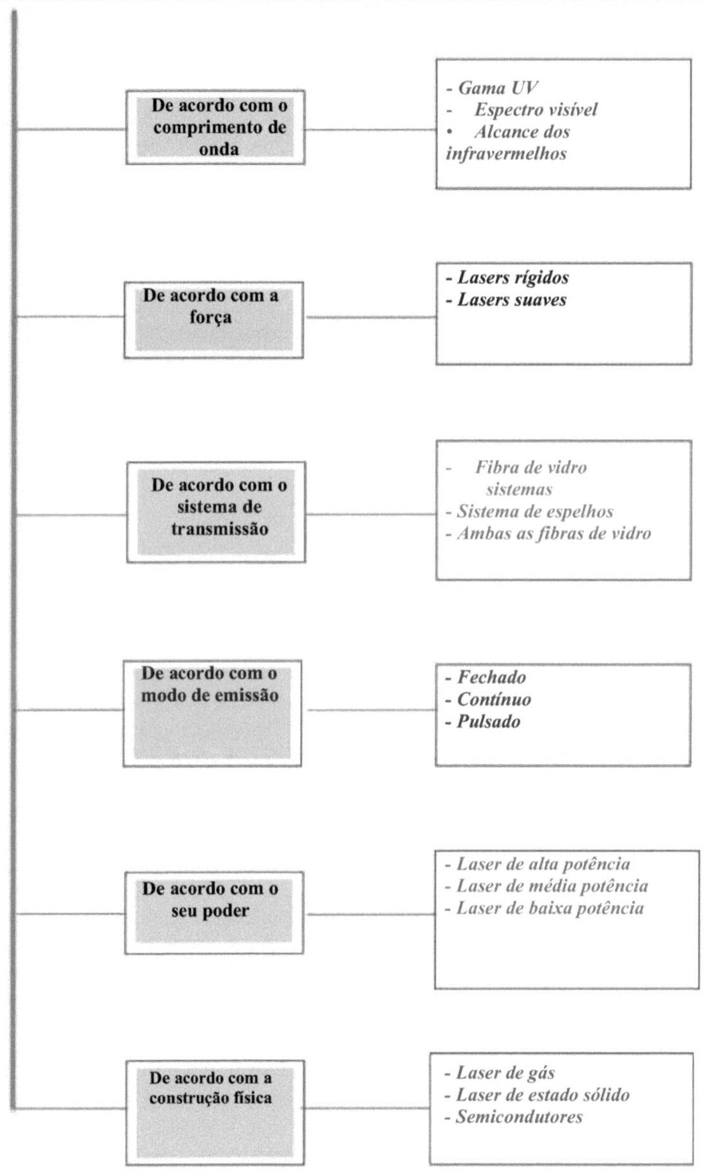

APLICAÇÕES CLÍNICAS DOS LASERS :

A introdução do laser na medicina dentária, na década de 1960, por ***Maiman***, levou a uma investigação contínua das várias aplicações do laser na prática dentária. Desde a sua primeira aplicação em medicina dentária, o laser tem tido várias aplicações em tecidos duros e moles. Nas últimas duas décadas, registou-se uma explosão de estudos de investigação sobre a aplicação do laser. Na aplicação em tecidos duros, o laser é utilizado para o diagnóstico de cáries, prevenção de cáries, branqueamento, remoção e cura de restaurações, preparação de cavidades, hipersensibilidade dentinária, modulação do crescimento e para fins de diagnóstico, ao passo que a aplicação em tecidos moles inclui a cicatrização de feridas, a remoção de tecido hiperplásico para revelar dentes impactados ou parcialmente erupcionados, a terapia fotodinâmica para doenças malignas e a fotoestimulação de lesões herpéticas. A utilização do laser provou ser uma ferramenta eficaz para aumentar a eficiência, a especificidade, a facilidade, o custo e o conforto do tratamento dentário.

1. DIAGNÓSTICO DE CÁRIES :

Os métodos convencionais de deteção de cáries baseiam-se principalmente no exame visual e na sensação tátil, auxiliados por radiografias. É evidente que os métodos convencionais para a deteção de cáries dentárias não cumprem os critérios para um método ideal de deteção de cáries, uma vez que estes métodos se baseiam na interpretação subjectiva e são insensíveis à deteção precoce de cáries. Foram introduzidos métodos mais recentes de deteção de cáries, como o método de deteção ótica de cáries. Estes métodos baseiam-se na observação da interação da energia que é aplicada ao dente ou na observação da energia que é emitida pelo dente. Essa energia tem a forma de uma onda no espetro eletromagnético. Os métodos de deteção de cáries utilizam luz na gama do visível e do infravermelho próximo (NIR)[53].

Seguem-se os tipos de métodos utilizados para o diagnóstico de cáries:

1. Fluorescência qualitativa induzida por luz
2. Fluorescência de infravermelhos
3. Tomografia de coerência ótica
4. Tomografia de coerência ótica sensível à polarização
5. Microscopia confocal de varrimento a laser
6. Fluorescência laser reforçada com corante
7. Medidor de reflectância de infravermelhos
8. Termografia por infravermelhos

1. FLUORESCÊNCIA QUALITATIVA INDUZIDA POR LUZ (QLF)

PRINCÍPIO :

Baseia-se no princípio de que a auto-fluorescência do dente se altera à medida que o conteúdo mineral do tecido duro dentário se altera, como no caso da cárie dentária. As alterações na fluorescência do esmalte podem ser detectadas e medidas quando o dente é iluminado por uma luz azul-esverdeada (Figura 15), proveniente de uma peça de mão com laser de árgon, com um comprimento de onda de 488 nm. A imagem seguinte (Figura 16) é captada com uma câmara com dispositivo de acoplamento de microcargas equipada com um filtro passa-alto amarelo de 540 nm, que é utilizado para eliminar os comprimentos de onda de excitação da luz emitida, de modo a que apenas a fluorescência seja detectada. As lesões aparecem como imagens sombreadas contra o fundo de fluorescência brilhante do esmalte sadio. As imagens podem ser armazenadas, medidas e quantificadas em termos de forma e área[53].

VANTAGENS :

a. O QLF é um método sensível e reprodutível para a deteção de lesões do esmalte em superfícies lisas
b. Vários estudos referiram que o QLF detecta pequenas lesões incipientes no esmalte e na dentina e monitoriza-as longitudinalmente.

DESVANTAGENS :

c. A sua aplicação parece estar limitada a uma profundidade de 500 mm.
d. O estado da lesão cariosa (seca ou húmida com saliva) influencia a análise com QLF.

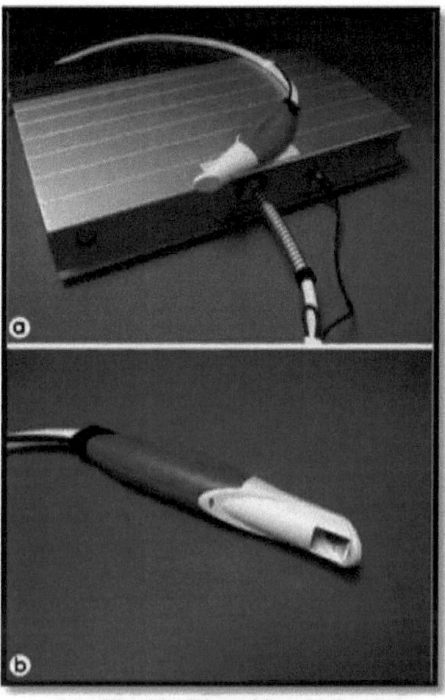

Fig. 15 - Dispositivo QLF

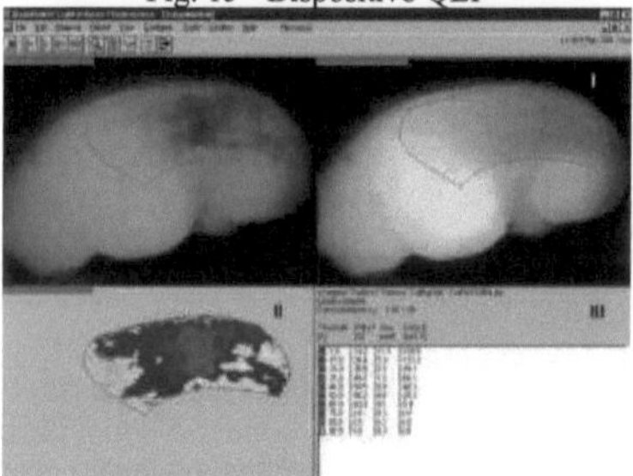

Fig. 16 - Imagens de fluorescência

2. *FLUORESCÊNCIA DE INFRAVERMELHOS (IF)*

A fluorescência é observada quando a luz vermelha é produzida por um laser de díodo com um comprimento de onda de 638 nm ou 655 nm através de uma fibra ótica (figura 17) para uma sonda manual com uma ponta biselada. Estão atualmente disponíveis duas versões dos dispositivos de fluorescência a laser: DIAGNOdent (Figura 18) para aplicação em superfícies lisas e oclusais; LF-pen (Kavo) foi concebido para acesso a superfícies proximais.

PRINCÍPIO :

DIAGNOdent funciona com base no princípio da interação da luz com determinadas moléculas orgânicas que foram absorvidas pela estrutura porosa do dente. A luz é reemitida sob a forma de fluorescência invisível no infravermelho próximo.[24] Pensa-se que esta fluorescência no infravermelho próximo tem origem na protoporfirina IX, mesoporfirinas e produtos metabólicos relacionados das bactérias orais. A luz emitida é absorvida através de um filtro de passagem de banda para um detetor de fotodíodos e apresentada digitalmente num ecrã como um número inteiro entre 0-99. Um número mais elevado indica uma maior fluorescência e, por inferência, uma lesão subsuperficial mais extensa.[53]

Os limites de corte óptimos para o dispositivo laser são os seguintes :

0-4	Sem cáries ou cáries histológicas limitadas à metade exterior da espessura do esmalte (D1).

4.01-10	^	Cárie histológica que se estende para além da metade exterior, mas confinada ao esmalte (D2).
10.01-18	^	Cárie dentária histológica limitada à metade exterior da espessura da dentina (D3).
>18.01	^	Cárie dentária histológica que se estende até à metade interior da espessura da dentina (D4).

VANTAGENS :

a. É um método promissor para a deteção de lesões cariosas precoces.

b. É possível efetuar a deteção e quantificação de cáries em superfícies lisas.

c. É adequado para verificar a remoção de cáries, com exceção de cavidades dentárias muito profundas.

DESVANTAGENS :

O DIAGNOdent é claramente mais sensível do que os métodos tradicionais, mas a maior probabilidade de diagnósticos falsos positivos em comparação com os métodos visuais limita a sua utilidade como ferramenta de diagnóstico principal.

FACTORES QUE INFLUENCIAM :

a. Presença de placa, cálculo e coloração.
b. Luz ambiente, luz do dia ou luz de funcionamento.
c. Grau de desidratação do dente.

Costa AM, Yamaguti PM, Paula LMD, Bezerra ACB em 1998 realizaram um estudo in vitro para avaliar o uso do laser de diodo 655nm no diagnóstico de cárie oclusal. Foram utilizados 50 molares e pré-molares extraídos e diagnosticados quanto à cárie dentária por inspeção visual, radiografias, Diagnodent e histologicamente. Verificou-se que o Diagnodent apresentou valores altos de especificidade e sensibilidade do que os métodos convencionais de diagnóstico.[15]

Lussi A, Francescut P, em 2003, efectuaram um estudo in-vitro para comparar o desempenho de métodos convencionais e novos de deteção de cáries em dentes decíduos. 95 molares decíduos extraídos foram diagnosticados quanto a cáries dentárias através de inspeção visual, inspeção visual com ampliação, inspeção visual com sondagem ligeira, radiografia bitewing e diagnodent. Verificou-se que o diagnodent é mais sensível às cáries oclusais em dentes decíduos do que qualquer outro método convencional.[18]

Goel A, Chawla HS, Gauba K, Goyal A, em 2009, efectuaram um estudo in vivo para comparar a eficácia do diagnodent com outros métodos convencionais como a radiografia visual, tátil e bitewing. Foram avaliados 84 molares primários em 52 crianças com idades compreendidas entre os 8 e os 12 anos. Verificou-se que o diagnodent mostrou uma maior sensibilidade e exatidão em comparação com outros métodos convencionais para a deteção de cáries do esmalte e dentárias.[33]

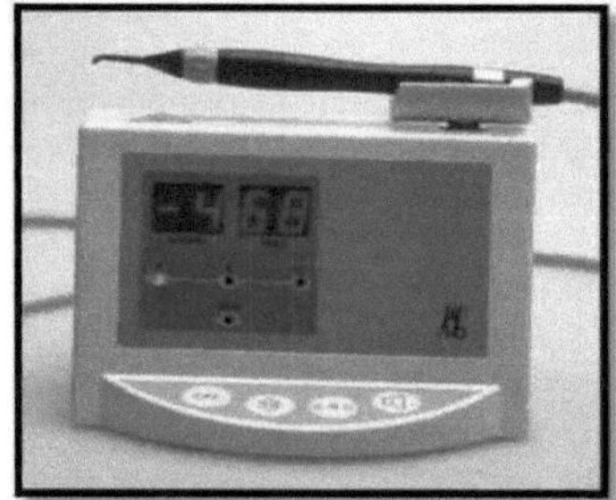

Fig. 17 - Aparelho DIAGNOdent

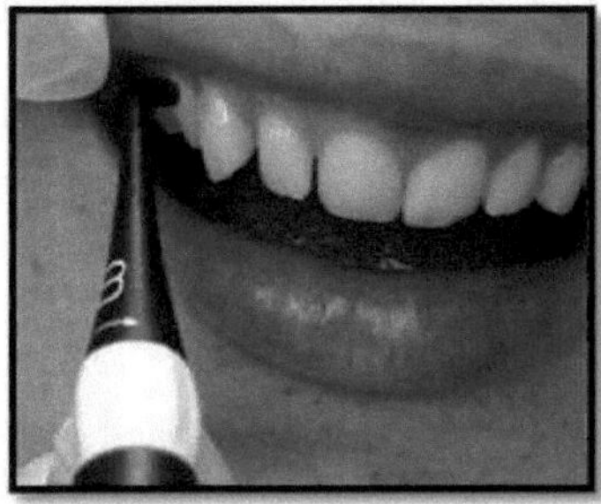

Fig. 18- Laser transmitido através de um dispositivo de fibra ótica

3. *TOMOGRAFIA DE COERÊNCIA ÓPTICA*

O método de tomografia de coerência ótica (OCT) utilizado para o diagnóstico de cáries dentárias foi demonstrado pela primeira vez em 1991 por ***Huong*** e Collegues.[54]

A tecnologia OCT é uma modalidade de imagiologia que fornece uma ferramenta para a avaliação não invasiva da microestrutura dos tecidos, proporcionando uma elevada resolução espacial (10-20 um) e uma visualização bidimensional da profundidade em tempo real, iluminando o tecido com luz infravermelha próxima (NIR) de baixa potência, recolhendo a luz retrodifundida e analisando a intensidade.

A OCT baseia-se no princípio de que a informação de imagem de maior qualidade está contida na parte da luz detectada que não é relativamente dispersa e que, por isso, percorre o caminho mais direto através do tecido. A OCT utiliza interferometria de baixa coerência para remover seletivamente o componente do sinal retrodifundido, resultando em imagens de resolução muito elevada.

É constituído pelos seguintes componentes :

- Computador
- Fonte de luz de díodo compacto
- Detetor fotográfico com eletrónica associada
- Peça de mão que faz o varrimento de um cabo de fibra ótica sobre os tecidos orais.

PRINCÍPIO :

A intensidade da interferência é uma função da dispersão causada pelas alterações na estrutura do tecido do dente. A variação na dispersão medida em relação à profundidade a partir de um único ponto na superfície do dente é chamada de "A-scan". A realização de vários A-scans ao longo de uma linha produz informações de uma "fatia" do tecido dentário, que é o tomograma. O movimento ao longo da linha de A-scans é conhecido como "B-scan", e, de acordo com ***Colston et al*** (2000), leva de 30 a 60 segundos para adquirir um B-scan de 1 cm de comprimento (Figura 19). [55]

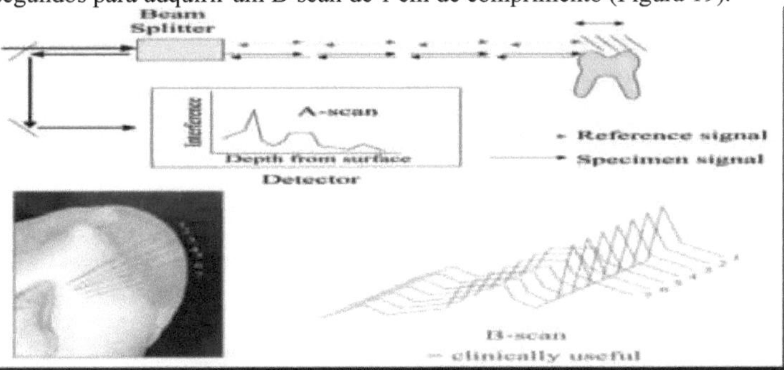

Fig. 19- Um diagrama esquemático do método pelo qual o OCT produz um A-scan e a forma como os A-scans em série podem ser organizados para produzir um corte tomográfico de um dente, conhecido como B-scan.

INTERPRETAÇÃO :

Um sinal de interferência é detectado quando o comprimento do caminho da luz reflectida do tecido e do espelho de referência está dentro do comprimento de coerência da fonte. Uma vez que a posição do espelho de referência é conhecida, a localização do sinal refletido no tecido pode ser determinada com precisão.

As amplitudes dos sinais são atribuídas a uma escala de cinzentos ou a um valor de falsa cor no computador e são apresentadas numa matriz linear. Estas diferenças de amplitude criam uma gama de contraste que é caraterística das interações do tecido com os fotões de luz, pelo que a imagem OCT é uma representação bidimensional das reflexões ópticas do tecido em secção transversal.[56]

UTILIZAÇÕES :

a. Oferece um método potencialmente mais sensível para a deteção de cáries recorrentes.
b. A OCT é capaz de detetar lesões cariosas no esmalte e produzir uma imagem que mostra a extensão e a gravidade da lesão.

4. TOMOGRAFIA DE COERÊNCIA ÓPTICA SENSÍVEL À POLARIZAÇÃO

A tomografia de coerência ótica sensível à polarização (PS-OCT) é a modificação do sistema de tomografia de coerência ótica (OCT). Combina as vantagens da OCT com a melhoria do contraste da imagem, que se baseia na sua capacidade de detetar imagens (Figura 20) em alta resolução. Tanto as imagens PS- OCT como a histopatologia demonstraram caraterísticas semelhantes que permitiram a diferenciação da estrutura dentária cariada da normal. As medições longitudinais da intensidade de luz reflectida no estado de polarização ortogonal a partir da área de lesões de cárie simuladas correlacionaram-se linearmente com a raiz quadrada do tempo de desmineralização indicando que o PS-OCT é bem adequado para monitorizar as alterações na mineralização do esmalte ao longo do tempo.[55]

PRINCÍPIO :

Utiliza um par de detectores para registar os dois estados de polarização ortogonais da luz retrodifundida pelo tecido e para medir a sua birrefringência.[57]

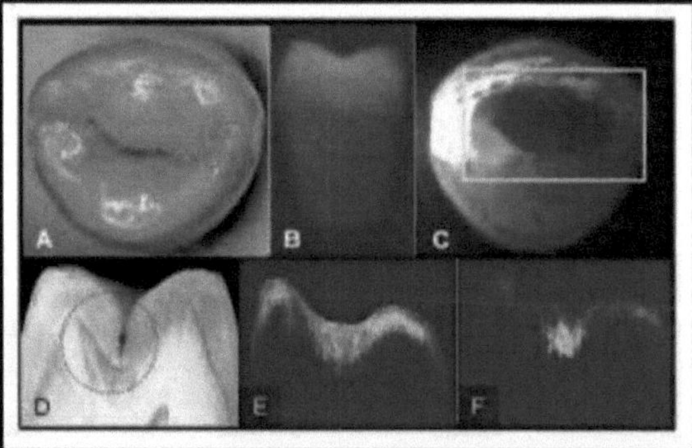

Fig. 20 - OCT com aumento do contraste da imagem.

UTILIZAÇÕES :

a. A OCT sensível à polarização pode ser uma ferramenta valiosa para diagnosticar e monitorizar o processo relacionado com o desenvolvimento e crescimento de cáries.
b. Utilizado para a imagiologia de lesões precoces de cárie e para a monitorização da progressão da lesão ao longo do tempo.
c. A PS-OCT é adequada para a imagiologia de cáries interproximais e oclusais, cáries radiculares precoces e para a imagiologia de cáries sob obturações compostas.

VANTAGENS :

a. Utiliza luz infravermelha próxima, pelo que não utiliza radiação ionizante.
b. Atinge uma resolução axial elevada da ordem de 10pm.

DESVANTAGENS :

d. A birrefringência pode causar artefactos de imagem nos tomogramas de OCT no caso de esmalte normal.

e. Tem uma baixa profundidade de penetração, pelo que é difícil diagnosticar uma lesão cariosa profunda.

f. É difícil utilizar a técnica em estudos in vivo.
g. Profundidade de penetração limitada.

5. MICROSCOPIA CONFOCAL DE VARRIMENTO POR LASER (CLSM)

A microscopia confocal de varrimento a laser (CLSM) é uma técnica que permite obter imagens ópticas de alta resolução com seletividade de profundidade.[58]
A principal caraterística da microscopia confocal é a sua capacidade de obter imagens focadas a partir de profundidades selecionadas, um processo conhecido como seccionamento ótico.
As imagens são adquiridas ponto a ponto e reconstruídas com um computador, permitindo reconstruções tridimensionais de objectos topologicamente complexos. Para espécimes opacos, isto é útil para a caraterização , da superfícieenquanto que para espécimes não opacos, podem ser visualizadas estruturas interiores. Para a imagiologia do interior, a qualidade da imagem é muito melhorada em relação à microscopia simples, porque a informação da imagem de várias profundidades no espécime não é sobreposta.
Um microscópio convencional "vê" tanto quanto a luz consegue penetrar na amostra, enquanto um microscópio confocal apenas "vê" imagens num nível de profundidade de cada vez. De facto, o CLSM consegue uma profundidade de focagem .controlada e altamente limitada
O princípio da microscopia confocal foi originalmente patenteado por ***Marvin Minsky*** em 1957, mas foram precisos mais trinta anos e o desenvolvimento de lasers para que a CLSM se tornasse uma técnica padrão no final da década de 1980 (Figura 21).
Em 1978, ***Thomas*** e ***Christoph Cremer*** conceberam um processo de varrimento a laser, que varre a superfície tridimensional de um objeto, ponto por ponto, através de um feixe laser focalizado, e cria a imagem global por meios electrónicos semelhantes aos utilizados nos microscópios electrónicos de varrimento. Esta conceção de CLSM combinou pela primeira vez o método de varrimento laser com a deteção 3D de objectos biológicos marcados com marcadores fluorescentes.[58]
Durante a década seguinte, a microscopia confocal de fluorescência foi desenvolvida até se tornar uma tecnologia , totalmente maduraem especial por grupos que trabalham na Universidade de Amesterdão e no Laboratório de Biologia Molecular Europeu (EMBL) em Heidelberg e pelos seus parceiros industriais.

PRINCÍPIO :

Operando a CLSM simultaneamente com um laser de iões Ar (488nm) e Kr (568nm) e um conjunto apropriado de filtros, a imagem de reflexão da estrutura da dentina e as imagens fluorescentes do cariosolv marcado podem ser registadas simultaneamente.[59]

UTILIZAÇÕES :

Uma técnica especial de CLSM 3D tem o potencial de estudar as áreas subsuperficiais mais exteriores da dentina sã após o tratamento com cariosolv.

VANTAGENS :

a. Permite o exame subsuperficial de amostras de dentes intactos. Desconsiderando irregularidades ou contaminantes presentes na superfície.
b. Os espécimes espessos podem ser estudados camada por camada sem necessidade de seccionamento mecânico.
c. Os espécimes examinados por microscopia confocal não requerem qualquer preparação especial e, por conseguinte, não estão sujeitos a distorções causadas pela desidratação, como é necessário noutros procedimentos, como a MEV.

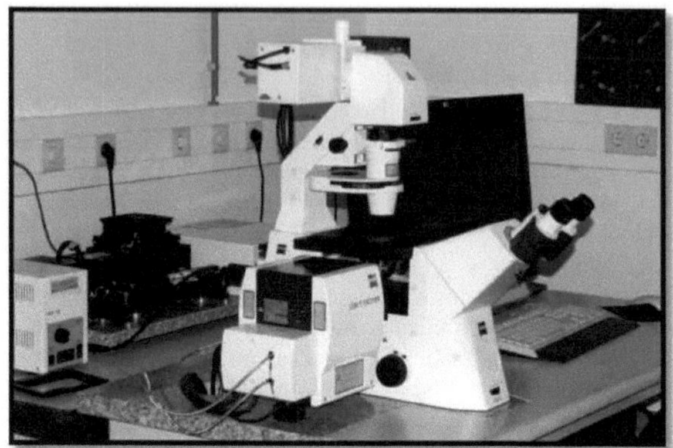

Fig. 21 - Microscópio confocal de varrimento a laser

6. FLUORESCÊNCIA LASER MELHORADA POR CORANTE (DELF)

O Instituto de Investigação em Saúde Oral investigou a utilização da LF e da fluorescência laser reforçada com corante (DELF) para detetar a desmineralização muito precoce (Ando et al 1997: Hall et al 1996)[59]

PRINCÍPIO :

A abordagem DELF baseia-se na hipótese de que se um corante fluorescente penetrar numa lesão cariosa precoce, a precisão dos actuais métodos de fluorescência a laser para a deteção e quantificação da perda mineral precoce pode ser melhorada (Figura 22).

EFICÁCIA :

A sensibilidade do DELF varia entre 61 e 79% e a especificidade entre 86 e 98%.

VANTAGENS :

a. Na ausência de placa, o DELF é uma ferramenta de diagnóstico melhor do que o LF para a deteção de desmineralização em fissuras artificiais.
b. Verifica-se que a medição ótica da captação de corante pode ser uma técnica útil para detetar lesões subsuperficiais aproximadas.

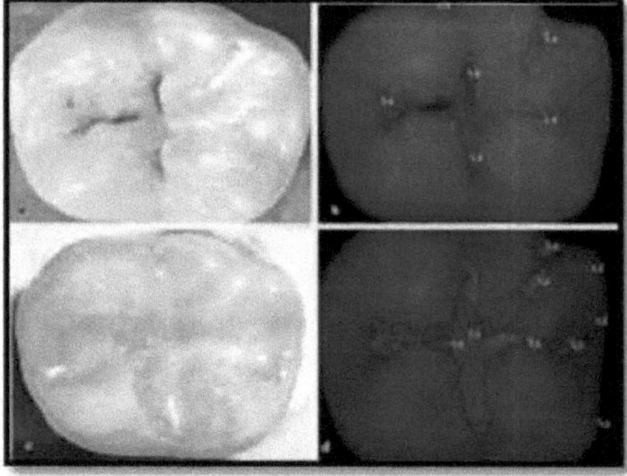

Fig. 22 - Fluorescência laser reforçada com corante

7. MEDIDOR DE REFLECTÂNCIA DE INFRAVERMELHOS

PRINCÍPIO :

Durante a desmineralização, a superfície do esmalte torna-se mais rugosa, aumentando a radiação dispersa e, consequentemente, reduzindo a radiação reflectida.O aumento da intensidade reflectida no infravermelho sugeriu que a superfície do esmalte se torna mais lisa, possivelmente resultante do alisamento dos locais de dissolução ou da desmineralização dos locais desmineralizados (Figura 23).[60]

VANTAGENS :

a. É um método económico de monitorização da desmineralização e remineralização in vitro.
b. Pode ser utilizado em estudos em que é necessário um grande número de dentes.
c. Não requer hardware dispendioso e os dados podem ser facilmente processados.

UTILIZAÇÕES :

a. É um monitor rudimentar da progressão ou cicatrização da lesão e da eficácia de vários procedimentos clínicos empregues como técnicas de gestão.

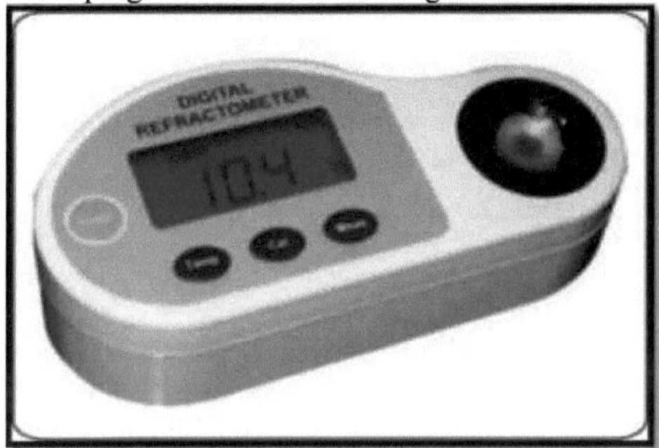

Fig. 23- Medidor de Reflectância de Infravermelhos

8. TERMOGRAFIA POR INFRAVERMELHOS

A técnica foi descrita por ***Kaneko et al*** (1999)[61] e foi proposta como um método para determinar a atividade da lesão e não como um método para determinar a presença ou ausência de uma lesão.

PRINCÍPIO :

A energia da radiação térmica viaja sob a forma de ondas. É possível medir as mudanças na energia térmica quando o fluido é perdido de uma lesão por evaporação. A energia térmica emitida por uma estrutura dentária sã é comparada com a emitida por uma estrutura dentária cariada[61].

PROCEDIMENTO :

O método descrito por ***Kaneko et al*** (1999)[61] utiliza sensores térmicos de índio/antimónio, que podem detetar alterações de temperatura na ordem dos 0,025°C. Com um fluxo constante de ar sobre a superfície do dente, a variação de temperatura da lesão é comparada com a da estrutura dentária sã circundante. A distância fonte-sensor é de 20 cm, e o tempo necessário para captar os dados de uma lesão é de até 2 min (Figura 24).

Um estudo descrito por ***Matsuyama et al*** (1998) encontrou uma correlação razoável (0,67-0,79) entre as alterações de temperatura e a perda mineral e a profundidade da lesão, respetivamente.

DESVANTAGENS :

a. A técnica não foi utilizada intra-oralmente. Haverá problemas relacionados com as variações de temperatura da boca devido à respiração ou à evaporação de fluidos de outras superfícies orais.
b. A distância fonte-espécime é atualmente inadequada para dentes posteriores.
c. As lesões de superfície lisa acessíveis foram utilizadas *in vitro,* mas não existem dados sobre lesões que não possam ser diretamente acedidas.
d. Além disso, a questão da coloração da lesão também pode afetar a transferência de calor entre a estrutura dentária sã e cariada.

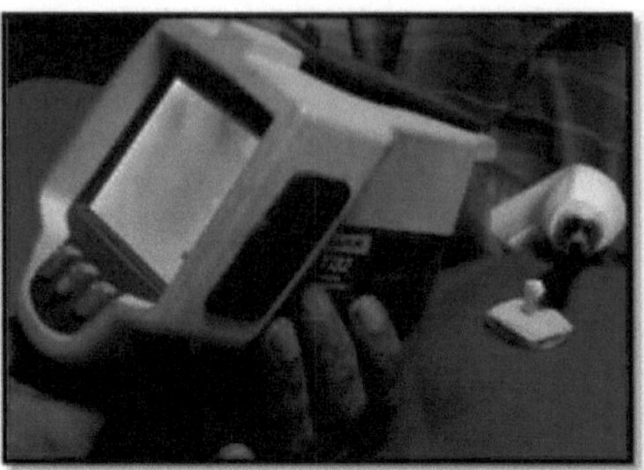

Fig. 24 - Termografia por infravermelhos

11. PREVENÇÃO DE CÁRIES :

MECANISMO DE ACÇÃO :

A irradiação por laser dos tecidos duros dentários provoca um aumento da temperatura que modifica a relação cálcio/fosfato, reduz a relação carbonato/fósforo e conduz a uma estrutura cristalina melhorada. Esta estrutura é mais estável, menos solúvel em ácido e menos suscetível a cáries. A superfície do esmalte é selada por laser e é menos permeável à difusão de iões para dentro e para fora do esmalte. A taxa de dissolução diminui 24 horas após um tratamento térmico a 350 °C.

A alteração da composição da fase mineral com a diminuição do teor de carbonato, água e orgânicos, resulta na redução da tensão da rede da hidroxiapatite e na redução da solubilidade e aumento da resistência aos ácidos.[2]

Os efeitos finais da irradiação laser dependem da distribuição de energia no interior do tecido. O aumento de temperatura resultante na área exposta é o resultado da distribuição de energia e da condução de calor para longe da fonte de irradiação. Este aumento de temperatura determina o grau de alteração da morfologia e da estrutura química do tecido irradiado. O tempo de relaxamento térmico pode ser definido como a estimativa do tempo necessário para que a difusão térmica reduza a temperatura numa camada de determinada espessura em cerca de metade. Por conseguinte, a duração do impulso torna-se um parâmetro importante para determinar a interação do laser com o tecido. Se a duração do impulso do laser utilizado for igual ou inferior ao tempo de relaxamento térmico do tecido, a energia permanecerá no volume onde foi absorvida, conduzindo a grandes aumentos de temperatura perto da superfície, utilizando uma entrada de energia reduzida. Se a duração do pulso for muito maior do que o tempo de relaxamento térmico do tecido, a energia térmica fluirá em direção ao centro do dente e aquecerá um grande volume do tecido, resultando num aquecimento insuficiente da superfície e possíveis danos pulpares (Figura 25).

Se o dentista precisar de alterar a composição e a solubilidade do tecido por aquecimento, o laser deve ser bem absorvido na região da superfície e convertido em calor sem danificar a polpa dentária. A absorção do esmalte e da dentina é fraca nas gamas do visível e do infravermelho próximo. A absorção da dentina é baixa na gama do visível, mas o tecido dispersa-se mais do que o esmalte devido ao seu maior teor de água e proteínas do que o esmalte. O coeficiente de absorção do esmalte na gama de luz visível (400-700 nm) é inferior a 1 cm^{-1} e cerca de 10 cm^{-1} na gama de luz UV (240-300 nm). O coeficiente de dispersão do esmalte diminui entre 240 e 700 nm e é inferior na gama do infravermelho próximo.

Na região do laser Nd:YAG (1064nm), o coeficiente de absorção do esmalte é baixo, o que significa que esta luz laser atravessa o esmalte com uma absorção mínima e menos dispersão Os modelos de laser que emitem luz nas gamas do infravermelho médio incluem os tipos de laser de érbio e de CO_2. Os lasers de érbio sobrepõem-se à banda de absorção da água. A água torna-se então o principal absorvente, e esta propriedade torna estes modelos de laser eficazes na remoção de esmalte e dentina intactos e de lesões cariosas[62].

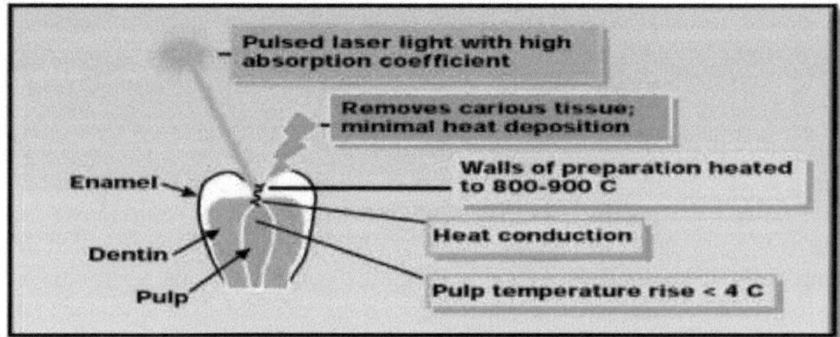

Fig. 25 - Diagrama da condução de calor para a pasta

Zach e Cohen, em 1965, no seu estudo da polpa, estabeleceram que aumentos de temperatura de 5 °C, ou mais, na polpa durante quase um minuto podem causar necrose da polpa.[63]

Cobb et al, em 2000, compararam a temperatura induzida na interface dentina-pulpar entre o laser de árgon e a luz de cura visível numa variedade de condições de exposição. O árgon resultou num aumento de temperatura inferior ao registado pela fonte de luz visível. Concluíram que a irradiação com laser de árgon não representava um problema térmico grave para o tecido pulpar.[64]

Wigdor e colegas, em 2002, examinaram o efeito do laser de CO_2. Irradiaram os dentes, que foram depois removidos por razões ortodônticas ou periodontais. O tecido pulpar dos dentes irradiados não apresentava alterações vasculares ou inflamatórias aparentes.[65]

DIFERENTES LASERS UTILIZADOS:

A irradiação laser, por si só, pode melhorar significativamente a resistência ácida de superfícies de esmalte sólidas e prevenir a progressão de cáries. A utilização combinada da aplicação tópica de flúor e da irradiação laser (por laser de CO_2, Nd:YAG, Er:YAG ou árgon) em superfícies de esmalte sólidas proporcionou a melhor proteção contra a iniciação e progressão da cárie. A utilização do laser de árgon pode ser mais fácil clinicamente devido ao seu diâmetro de feixe grande e visível, que permite a irradiação de toda a superfície do dente em vez do padrão sobreposto e demorado do laser de CO_2[62].

VANTAGENS:

1. Aumenta a resistência à solubilidade ácida.
2. Torna o dente mais estável e menos suscetível a cáries.
3. Diminui a profundidade da lesão quando utilizado em combinação com fluoreto tópico.
4. O pH limite para a dissolução do esmalte foi alegadamente reduzido de 5,5 para 4,8.

DESVANTAGENS:

1. Pode provocar um aumento da temperatura da polpa que pode levar à necrose.
2. Se não for manuseado corretamente, o laser pode danificar o dente adjacente ou as estruturas dentárias adjacentes.

111. REMOÇÃO DE CÁRIES E PREPARAÇÃO DE CAVIDADES :

A "broca laser" conseguiu substituir a broca convencional por melhorias nos sistemas laser. Os lasers CO_2 e Nd:YAG, que tinham sido inicialmente utilizados para a ablação de tecidos duros, foram substituídos pelos mais eficazes Er:YAG e Er;Cr:YAGG.

LASERS UTILIZADOS :

1. Er,Cr:YSGG a 2780 nm[21,23,24]
2. Er:YAG a 2940 nm[21,23,24]

MECANISMO DE ACÇÃO - REMOÇÃO DE CÁRIES :

Recentemente, vários lasers de infravermelhos foram introduzidos na clínica dentária para remover tecidos duros dentários cariados, antecipando a substituição da broca dentária de alta velocidade. Entre eles, o laser Er:YAG tem-se mostrado o mais promissor para a ablação de tecidos duros.[22] Recentemente, o laser Er,Cr:YSGG também foi introduzido na clínica dentária.

O laser de Er:YAG parece ser eficaz no tratamento de lesões cariosas e na preparação de cavidades in vitro, de acordo com um estudo efectuado por ***Armengol V et al*** (1999).[66] Trataram lesões cariosas, dentina sã e esmalte com métodos convencionais ou com um laser de Er:YAG e compararam os resultados. Nos dentes tratados com laser, foram observadas superfícies escamosas, escamosas e rugosas. O feixe de laser Er:YAG pode abater dentina cariada com um nível de energia de 250 mJ a 2 Hz. A dentina sã pode ser cortada com 300 mJ e 2 Hz; para o esmalte, são necessários 350 mJ e 3 Hz.

Foi relatada a ablação eficaz de tecidos duros dentários utilizando o laser Er:YAG e prevê-se a sua aplicação na remoção de cáries[67].

Num estudo, o Er:YAG foi utilizado com e sem Carisolv. Os seus resultados revelaram que a aplicação do Carisolv seguida de irradiação laser Er:YAG com energia de impulso de 100-140 mJ removeu eficazmente a cárie dentária. Concluíram que a combinação de ambos poderia constituir uma técnica alternativa à perfuração e corte mecânicos convencionais para a remoção de cáries.

MECANISMO DE ACÇÃO - PREPARAÇÃO DA CAVIDADE :

Estes lasers podem ser utilizados no modo de contacto (com uma ponta de safira) ou no modo sem contacto, ou seja, o feixe de laser apontado a uma distância do modo de contacto com o dente. Os lasers cortam os tecidos duros através do mecanismo conhecido como **"ablação mediada por água"**. Os tecidos duros dentários, ou seja, o esmalte, a dentina e o cimento, contêm uma certa quantidade de água incorporada. Quando utilizada nestes tecidos, a energia laser que toca no tecido aquece a água no interior do tecido duro e faz com que a água se transforme em vapor. Isto faz com que ocorra uma mini-explosão na estrutura cristalina destes tecidos, levando à propagação de microfissuras e, finalmente, à ablação do tecido duro. Os lasers têm a vantagem de fornecer uma técnica sem pressão que é desprovida de vibrações e também permite a remoção selectiva da estrutura dentária cariada. Devido à sua baixa profundidade de penetração, a extensão da ablação também pode ser controlada. Para além disso, a ablação por laser proporciona um ambiente estéril dentro da cavidade após a sua preparação. Com a ajuda de pontas de safira especializadas num modo de contacto, o laser pode ser utilizado para o tratamento de cáries de fossas e fissuras. O laser, na presença de um fluxo contínuo de água e ar para controlar a temperatura, não causa danos térmicos na polpa. Por conseguinte, o laser é seguro para a remoção de lesões de cárie profundas. Sabe-se também que o laser bloqueia a transmissão de impulsos nervosos através dos túbulos dentinários, evitando assim a utilização de anestesia local para a preparação da cavidade. Embora tenham sido experimentados e testados vários comprimentos de onda, os lasers à base de érbio, ou seja, Er:YAG (2,94 um) e Er.Cr:YSGG (2,79um), são os dois lasers atualmente utilizados para a ablação de tecidos duros (Figura 26, 27).

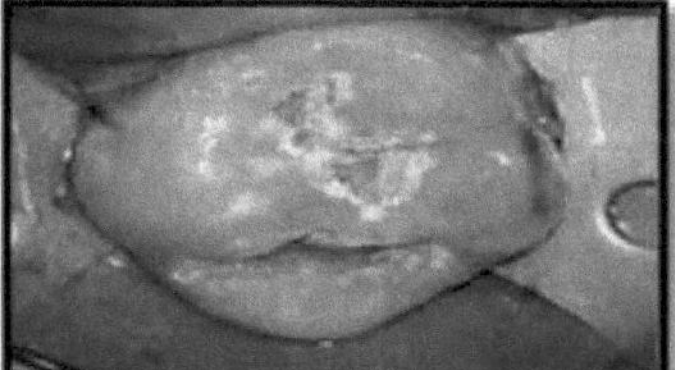

Fig. 26 - Cárie removida com laser

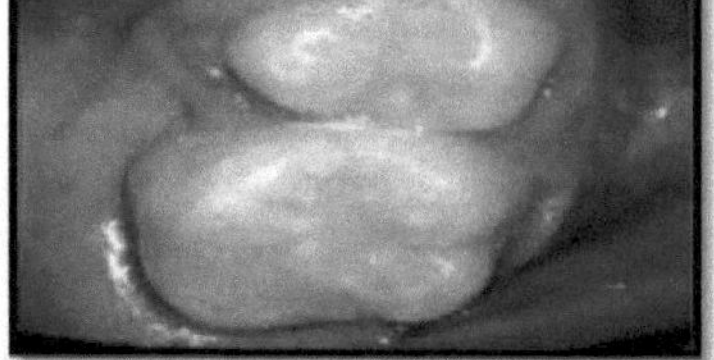

Fig. 27 - Vista pós-operatória mostrando o dente restaurado

VANTAGENS :

1. Remoção selectiva de cáries.
2. Preservação do tecido pulpar.
3. Bem tolerado pelo paciente.
4. Produzem margens limpas e nítidas no esmalte e na dentina[16].
5. Não é necessário administrar anestesia local.
6. Remoção completa da camada de esfregaço.

DESVANTAGENS :

1. Tempo de tratamento mais longo.
2. Não é possível a remoção de ligas dentárias ou amálgamas.

IV. FOTOPOLIMERIZAÇÃO DE MATERIAIS DE RESTAURAÇÃO:

Devido ao aumento da utilização de materiais de restauração fotopolimerizáveis por parte dos profissionais de medicina dentária, tem havido um aumento correspondente na investigação das fontes de luz utilizadas para iniciar a polimerização. O laser de árgon é uma fonte promissora, uma vez que o comprimento de onda da luz emitida por este laser é ótimo para o início da polimerização de resinas compostas.

LASER UTILIZADO :

Laser de árgon: sete comprimentos de onda que vão de 457,9 nm a 514 nm.

MECANISMO DE ACÇÃO :

O laser de árgon é um laser versátil de vários comprimentos de onda com muitas aplicações clínicas comprovadas e potenciais em medicina dentária. Os seus sete comprimentos de onda variam entre 457,9 nm e 514 nm, emitindo uma luz visível azul-esverdeada, sendo 476 nm, 488 nm e 514 nm os comprimentos de onda mais fortes, o que permite a sua utilização para a polimerização de materiais activados por luz.

Powell et al [68], em 2000, mostraram que 5 segundos de exposição ao laser de árgon criavam um compósito com maior resistência à compressão do que 20 segundos de cura com luz visível. Mostraram que, com 75% menos tempo, o laser de árgon podia produzir resultados iguais ou melhores do que a luz de halogéneo convencional.

Kelsey et al [69,70] mostraram propriedades físicas melhoradas de amostras curadas com árgon durante 10 segundos, em comparação com a cura com luz visível durante 40 segundos. Estas propriedades incluíam resistência à tração diametral, resistência à flexão transversal e resistência à compressão. O laser de árgon também tem a capacidade de aumentar a dureza da resina composta em comparação com as amostras que foram curadas com a luz de halogéneo.

Na reunião da Associação Internacional de Investigação Dentária (IADR) de 1989**, *Arai et al.*** mostraram os efeitos benéficos do laser de árgon no número de dureza Knoop da resina composta e, na reunião da IADR de 1991, ***Burtscher*** relatou os efeitos positivos do laser de árgon na profundidade de cura dos compósitos e ***Losche*** relatou uma maior taxa de conversão de canforoquinona com o laser de árgon. As resinas fotoactivadas com canforoquinona têm o seu pico de atividade de conversão entre 470 e 480 nm. O laser de árgon é eficaz e benéfico na polimerização destas resinas porque o laser de árgon emite uma luz de cor azul que é visível e altamente eficaz na polimerização de materiais de restauração activados pela luz.

No caso da polimerização com luz visível, a polimerização incremental reduz, mas não elimina completamente, o intervalo de contração gengival. Este encolhe em direção à fonte de luz porque o compósito mais próximo da luz endurece primeiro. Isto, por sua vez, puxa a resina composta mais macia das áreas gengivais, criando um espaço (Figura 28).

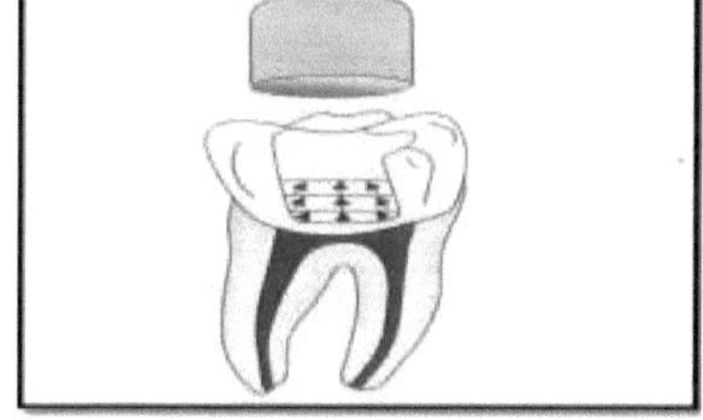

Fig. 28 - Direção da contração de polimerização da resina composta em direção à fonte de luz na cura por luz visível.

A penetração homogénea da resina pelo raio laser resulta numa melhor integridade marginal, reduzindo a quantidade de polimerização em direção à luz de polimerização.

A cura a laser permite uma penetração uniforme e imediata da energia luminosa na massa composta como um todo. A polimerização começa ao mesmo tempo em cada porção da camada de compósito, tanto na superfície como no fundo. Assim, o encolhimento é direcionado para a camada adesiva na parede da cavidade e no fundo, resultando numa melhor integridade na interface e numa melhor vedação marginal. Quanto maior for a densidade de energia da fonte de luz, menor será a tensão de contração da polimerização (Figura 29).

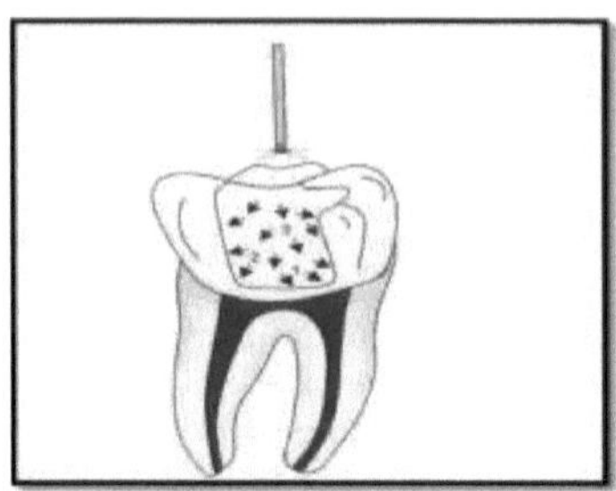

Fig. 29 - Direção da contração de polimerização da resina composta para longe da fonte de laser na polimerização incremental a laser.

Em junho de 1991, a U.S. Food and Drug Administration (FDA) autorizou a comercialização e utilização clínica do laser de árgon para polimerização de materiais activados por luz e cirurgia de tecidos moles. O laser que pode ser utilizado em conjunto com todos os aspectos clínicos da polimerização de resina composta a aproximadamente 250 nW de potência. Após o condicionamento ácido, o laser é utilizado para curar os materiais de ligação em 2 a 5 segundos antes de polimerizar e colar o compósito ao dente, utilizando um tempo de cura de 10 segundos. Esta abordagem proporciona um resultado clínico equivalente ao das resinas fotopolimerizadas com luz visível, com uma exposição de 40 a 60 segundos, mas é efectuada em menos tempo.[68]

Investigações actuais[71] referiram que, utilizado com potências de 250± 50 mw durante 10 segundos por incremento, o laser de árgon proporciona uma boa polimerização de materiais de restauração activados por luz num período de tempo mais curto, com propriedades físicas iguais ou melhores do que a luz de halogéneo convencional.

VANTAGENS :

1. Propriedades físicas melhoradas devido ao aumento da polimerização[33,49].
2. Melhor gestão da contração inerente à polimerização com uma melhor adesão e selagem marginal.
3. A técnica oferece uma redução do tempo de cura [33,49].
4. A fina fibra de 200 a 300 nm, a pequena peça de mão esterilizável e as pontas flexíveis descartáveis de um dispositivo laser permitem um acesso fácil às várias regiões da cavidade 49 preparação.
5. A polimerização de bases e liners activados por luz também pode ser realizada com o laser de árgon.[49]
6. As propriedades de prevenção da deterioração de um laser de árgon são significativas.

DESVANTAGENS :

1. Não é rentável.
2. É sensível à técnica.
3. Deve ter-se o cuidado de não ablacionar os tecidos moles quando se utiliza o laser de árgon.

V. REMOÇÃO DE AMÁLGAMA E DE OUTRAS RESTAURAÇÕES DIRECTAS :

Os lasers Er:YAG podem ser utilizados para remover restaurações de compósito e de ionómero de vidro defeituosas.[2,49] Não se recomenda a utilização de qualquer laser para a remoção direta de restaurações de amálgama defeituosas devido à potencial libertação de vapor de mercúrio. Se a ablação de cáries exigir a remoção de uma amálgama existente, a ponta do laser deve ser direcionada para o esmalte circundante para produzir uma pequena depressão. Os instrumentos manuais podem então ser utilizados para remover o metal e a preparação pode ser concluída (Figura 30).

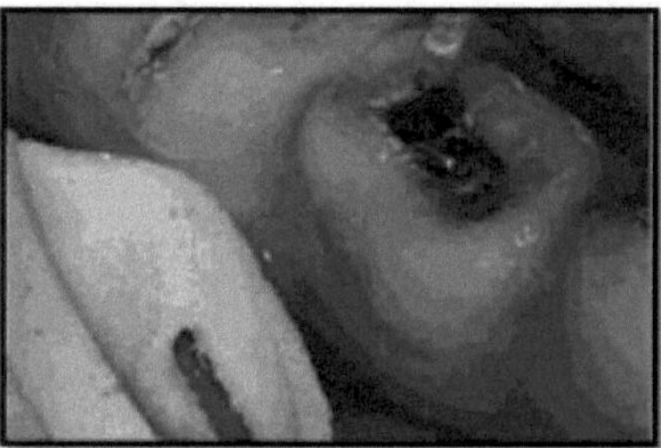

Fig.30(a) - Contorno de amálgama antiga com laser

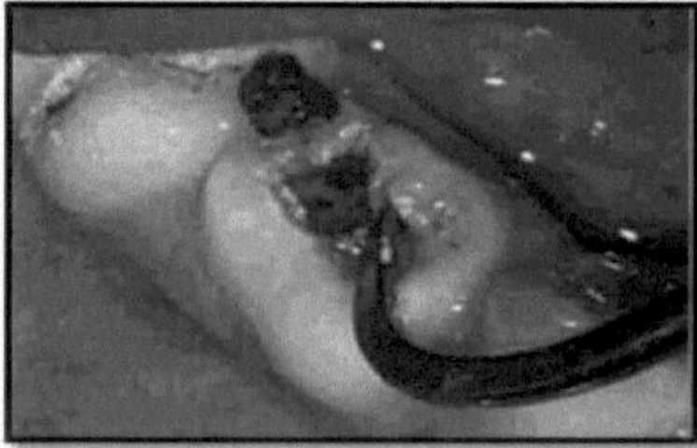

Fig.30(b) - A amálgama é removida com um instrumento manual

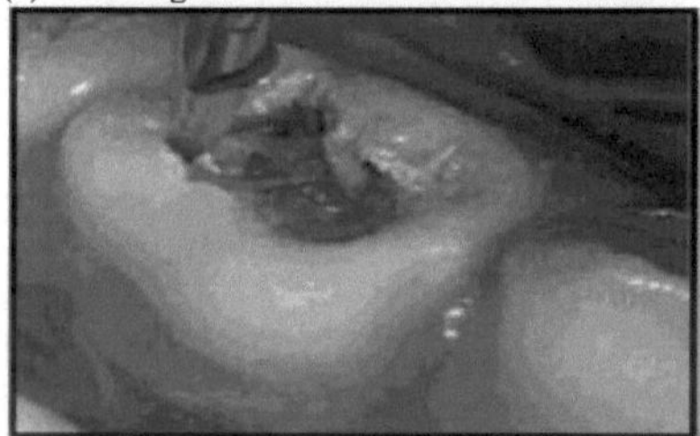

Fig.30(c) - Reinício da preparação do laser

Fig.30 - Remoção de uma restauração de amálgama falhada

VI. COLOCAÇÃO DE SELANTE :

Os selantes estão disponíveis desde 1955 e, no entanto, a sua colocação continua a ser subutilizada. Até 70% de todos os molares desenvolvem cáries na superfície oclusal dentro de 3 anos após a erupção do dente. O laser Er:YAG permite ao dentista limpar, esterilizar e visualizar claramente os sulcos do esmalte.[26] Além disso, estudos demonstraram que o esmalte gravado com érbio tem propriedades semelhantes ao esmalte gravado com ácido. O laser necessita de água para remover cáries e condicionar os dentes; no entanto, nos casos em que crianças muito pequenas possam reagir negativamente ao jato de água, o profissional pode desligar a água e, utilizando energias de aproximadamente 30 mJ, condicionar cuidadosamente o dente. É importante mover continuamente a ponta do laser em torno da fossa e das fissuras para evitar ferir o dente que está a ser gravado. Pode seguir-se a colocação de um selante convencional, incluindo condicionamento ácido adicional.

VII. BRANQUEAMENTO A LASER PARA TRATAMENTO DE DESCOLORAÇÕES DENTES :

O desejo de ter dentes mais brancos, e a técnica de branqueamento, está documentado desde meados do século XIX. A sensibilização dos pacientes para as opções disponíveis para alterar a cor da dentição natural criou um aumento da procura por parte do público. As indicações são manchas superficiais adquiridas, manchas de penetração e absorvidas, manchas relacionadas com a idade, pacientes que desejam um tratamento conservador para melhorar a aparência, alteração de cor relacionada com trauma e necrose pulpar e descoloração interproximal[72].

As técnicas actuais envolvem uma abordagem de largo espetro utilizando peróxido de hidrogénio (3-38%) com ou sem calor ou laser, peróxido de carbamida (10-30%) ou uma mistura de perborato de sódio e peróxido de hidrogénio. Estes métodos podem ser utilizados em consultório ou em casa. Os dentes muito descolorados ou os casos de branqueamento difíceis são tratados inicialmente no consultório, seguindo-se o branqueamento em casa.

Alguns pacientes não conseguem completar o processo de branqueamento caseiro por várias razões, tais como o tempo necessário, o desconforto ou a irritação provocada pelo uso das moldeiras ou o sabor desagradável e a irritação gengival ou estomacal do gel branqueador.[72]

Para estes pacientes, o branqueamento com força ou branqueamento em consultório produz os resultados de branqueamento rapidamente, sem o compromisso a longo prazo de usar moldeiras. Para efetuar este procedimento, o paciente visita o dentista apenas uma vez.

A história do branqueamento elétrico remonta à utilização***, por Abbot***, de uma luz de alta intensidade para aumentar a temperatura do peróxido de hidrogénio, acelerando o processo químico de branqueamento. Desde o início dos anos 80, a lâmpada de calor e a espátula aquecida têm sido utilizadas como fonte de calor para acelerar o processo de branqueamento do peróxido de hidrogénio concentrado. Isto revela-se eficaz, mas também causa irritação da polpa. O processo de controlo do peróxido de hidrogénio cáustico a 35% tem sido um desafio.

O mais recente desenvolvimento do branqueamento elétrico resultou em agentes de branqueamento fáceis de utilizar, essencialmente utilizando peróxido de hidrogénio altamente concentrado misturado com agentes espessantes ou agentes tampão adicionais, catalisadores ou agentes corantes. A fonte de energia pode ser derivada de lâmpadas de halogéneo de cor azul, lasers infravermelhos de CO_2 e lâmpadas de arco de plasma de cor azul, bem como o laser de árgon azul e o laser GaAlAs de 980 nm (Figura 31). [49,73]

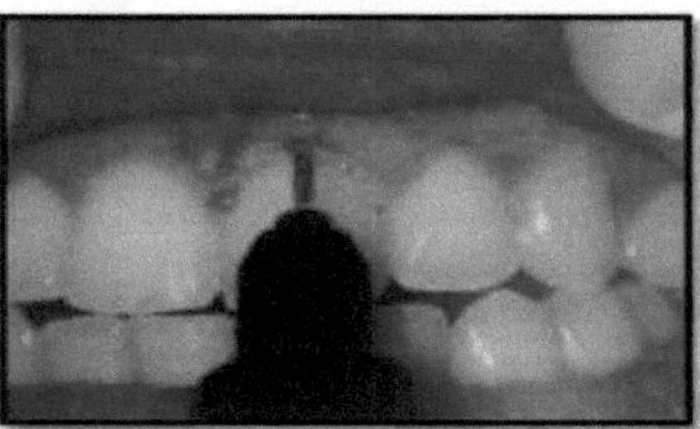

Fig 31(a) - Aplicação da barreira gengival

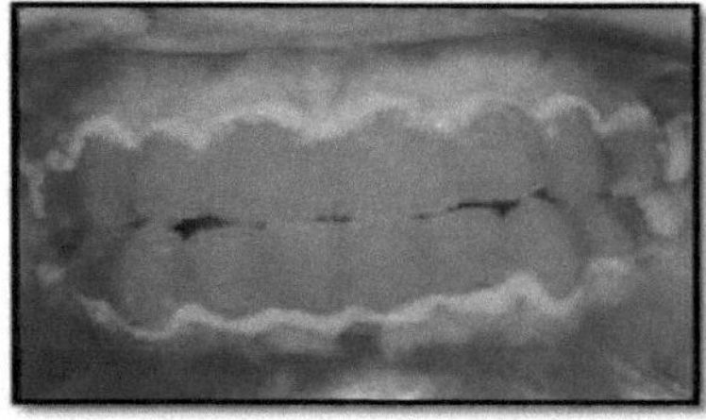

Fig 31(b) - Aplicação do gel branqueador

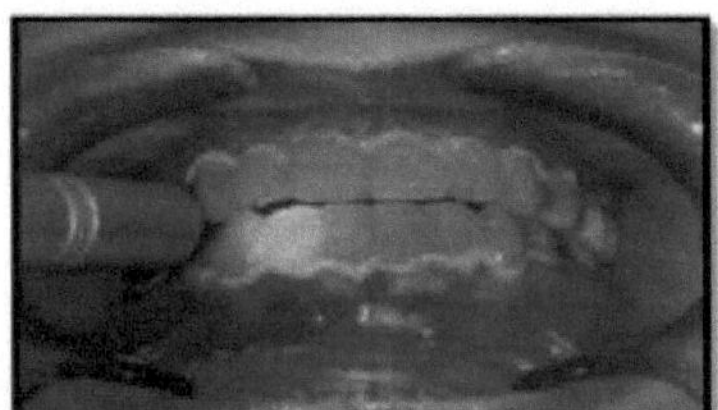

Fig 31(c) - Ativação do gel de branqueamento por laser

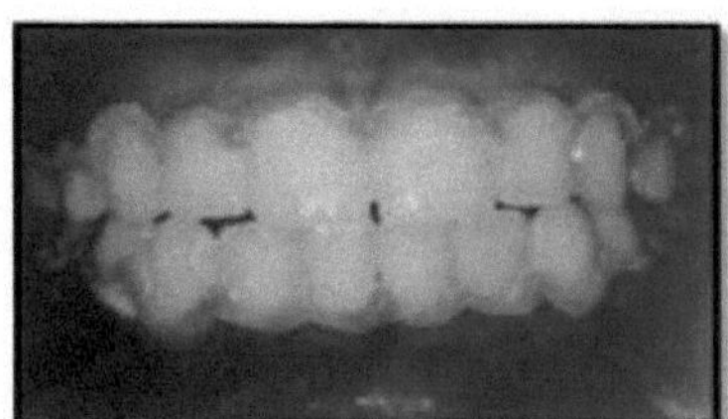

Fig 31(d) - Vista pós-operatória

Fig 31 - Branqueamento por Lasers

VIII. LASERS EM ENDODONTIA :

Desde o desenvolvimento do laser de rubi por ***Maiman*** em *1960* e a aplicação do laser para endodontia por ***Weichman*** em *1971*, foram publicados vários artigos sobre as potenciais aplicações dos lasers em endodontia. As aplicações do laser em endodontia incluem a sua utilização no diagnóstico pulpar, capeamento pulpar/ pulpotomia, limpeza e desinfeção do sistema de canais radiculares, obturação do sistema de canais radiculares, retratamento endodôntico e cirurgia apical.

i) DIAGNÓSTICO EM ENDODONTIA :

O objetivo da avaliação da condição pulpar é chegar a um diagnóstico - nomeadamente, a natureza da doença que envolve a polpa. Após a determinação do diagnóstico, existem opções de tratamento específicas para cada condição pulpar. A condição clínica da polpa pode ser avaliada através de estímulos térmicos, percussão, palpação e testes de vitalidade.

Provavelmente nenhum teste é suficiente por si só, porque estes testes não determinam o grau de fornecimento de sangue, mas sim o fornecimento nervoso da polpa. Foi demonstrado que pode ocorrer uma perda considerável de fornecimento de sangue antes de ocorrer uma degeneração suficiente do fornecimento nervoso para alterar uma resposta eléctrica. Assim, é a vascularização, e não a inervação, que determina a vitalidade da polpa. A vascularização da polpa pode ser avaliada com a ajuda da fluxometria Laser Doppler.

CAUDALÍMETRO LASER DOPPLER :

A Dopplerfluxometria Laser (LDF) mede o fluxo sanguíneo nos vasos sanguíneos muito pequenos da microvasculatura. É uma técnica electro-ótica não invasiva, que permite o registo semi-quantitativo do fluxo sanguíneo pulpar.

INDICAÇÕES :

A fluxometria Doppler a laser tem sido utilizada em medições de fluxo pulpar para :

1. ***Estimativa da vitalidade pulpar :***
   No planeamento do tratamento, é importante avaliar o estado pulpar de cada dente ao fazer um diagnóstico diferencial da dor dentária. Além disso, o diagnóstico de um dente com uma polpa necrótica pode ser difícil, particularmente quando a dor referida está presente. Nessas situações, um teste adequado e sua interpretação precisa são de suma importância.[74]
2. ***Teste da polpa em crianças :***
   Os testes de sensibilidade não são fiáveis em crianças, porque são subjectivos e dependem da resposta do doente. O LDF pode ser uma escolha melhor. Além disso, foi demonstrado que o LDF é um método adequado para a medição do fluxo sanguíneo pulpar em incisivos decíduos.
3. ***As radiolucências periapicais podem ter origens não endodônticas,*** pelo que a aplicação de testes de vitalidade, como o LDF, pode ajudar no diagnóstico diferencial destas incidências radiográficas.[74]
4. ***A fluxometria Doppler a laser pode ajudar a monitorizar as alterações relacionadas com a idade no fluxo sanguíneo pulpar:*** utilizando este sistema, demonstrou-se que a hemodinâmica na polpa humana diminui com a idade (***Ikawa et a.****2003*).[75]
5. ***A monitorização do efeito do exercício no fluxo sanguíneo pulpar é outra indicação de LDF.***
   Foi indicado que o fluxo sanguíneo pulpar varia durante o exercício, com uma percentagem média de 38% em relação ao nível de repouso. A percentagem média de aumento do fluxo sanguíneo gengival é de 65%. Além disso, a frequência de pulso aumenta durante o exercício. Não existe uma relação direta entre o aumento da frequência de pulso e o fluxo sanguíneo pulpar. Isto mostra que os mecanismos que controlam os fluxos sanguíneos pulpares e gengivais são diferentes. As leituras de LDF só foram reprodutíveis em dentes individuais se o paciente estivesse em repouso, e este facto deve ser considerado em situações clínicas ou de tratamento.
   medidas de investigação.
6. ***A monitorização das reacções a agentes farmacológicos locais e sistémicos (incluindo soluções anestésicas locais) pode ser realizada com LDF***
   Musselwhite JM et al *(1997)*[76] determinaram se a fluxometria Laser Doppler pode medir

alterações induzidas no fluxo sanguíneo pulpar. Foi infiltrada lidocaína a dois por cento com epinefrina 1:100.000 no vestíbulo labial. Foram efectuadas medições do fluxo sanguíneo pulpar juntamente com electrocardiogramas para registar o ciclo cardíaco. A fluxometria Doppler a laser demonstrou que o fluxo sanguíneo pulpar e a amplitude de pulso diminuíram sob condições de teste.

Estas diminuições foram mais significativas 10 minutos após a injeção de anestésico com vasoconstritor. A largura do pulso e o fluxo médio foram dramaticamente afectados com o ciclo cardíaco.

7. ***A fluxometria Doppler a laser pode ser utilizada para monitorizar as reacções à estimulação eléctrica ou térmica da polpa.***

   Andersen et al *(1994)*[77] utilizaram o LDF para estudar as alterações no fluxo sanguíneo pulpar provocadas pela aplicação de frio ou calor nos dentes. A mudança de uma temperatura de 33°C para 5^{0}C induziu uma diminuição lenta do fluxo sanguíneo pulpar para cerca de 80% do controlo, e também o aquecimento para 39OC evocou uma pequena redução. Tanto o arrefecimento como o aquecimento desencadearam por vezes um aumento do fluxo sanguíneo pulpar.

8. ***O LDF pode ser utilizado para monitorizar as reacções pulpares aos procedimentos ortodônticos.***
9. ***O LDF pode ser utilizado na medição do fluxo sanguíneo pulpar após cirurgia ortognática.***
10. ***Medição do fluxo sanguíneo pulpar após lesões traumáticas :***

    Evans et al *(1999)*[78] determinaram a fiabilidade da Laser Doppler Flowmetry como método de avaliação da vitalidade de dentes anteriores traumatizados, e compararam-na com os testes de diagnóstico pulpar padrão. Nenhum dos outros métodos padrão de diagnóstico pulpar testados foi tão fiável. Este facto deveu-se às baixas sensibilidades, que variaram entre 0,92 para o teste de sensibilidade com cloreto de etilo e 0,36 para a radiolucência periapical e 0,16 para uma história de dor. A Dopplerfluxometria a Laser foi considerada um método fiável de avaliação do estado pulpar de dentes anteriores traumatizados, embora a sua utilização seja sensível à técnica e demorada.

LASERS UTILIZADOS :

Os lasers de díodos semicondutores HeNe e GaAlAs com uma potência baixa de 1 ou 2 mW são utilizados em LDF (Figura 32).

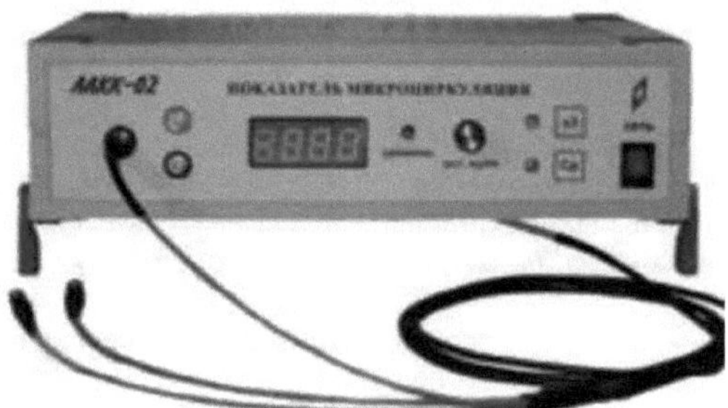

Fig. 32 - Fluxometria Laser Doppler

MECANISMO DE ACÇÃO :

O LDF foi desenvolvido para avaliar o fluxo sanguíneo no sistema microvascular (retina, intestino). A técnica original utiliza um feixe de luz de um laser He-Ne que emite a 632,5 nm, o qual, quando disperso por glóbulos vermelhos em movimento, sofre uma alteração de frequência de acordo com o princípio Doppler.

A técnica depende do princípio Doppler, segundo o qual a luz de um díodo laser incidente no tecido é difundida por hemácias em movimento e, consequentemente, a frequência é alargada. A luz de frequência alargada, juntamente com a luz laser dispersa do tecido estático, é foto-detectada e a fotocorrente resultante é processada para fornecer uma medição do fluxo sanguíneo. A luz laser com desvio Doppler, retrodifundida para fora do dente, é detectada por uma célula fotoeléctrica na superfície do dente. A saída é proporcional ao número e à velocidade das células sanguíneas (Figura 33).

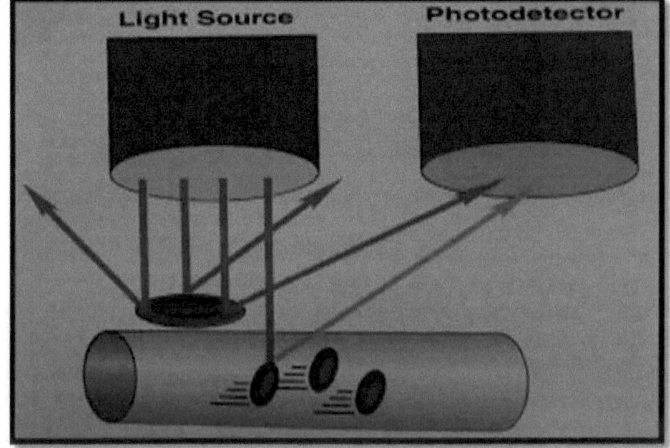

Fig.33 - Mecanismo de ação do LDF

VANTAGENS DA FLUXOMETRIA LASER DOPPLER EM RELAÇÃO À POLPA ELÉCTRICA TESTES :

Quadro 5: Diferenças entre o ensaio de polpa eléctrica e a fluxometria Doppler a laser

ENSAIO DE PASTA ELÉCTRICA	FLUXOMETRIA LASER DOPPLER
1. Utiliza a estimulação nervosa para testar a polpa vitalidade.	1. Determina a vasculatura da polpa através do registo do fluxo sanguíneo pulpar.
2. O objetivo é estimular uma resposta pulpar submetendo o dente a um grau crescente de corrente eléctrica.	2. O fluxo sanguíneo pulpar é medido utilizando um feixe de luz laser de um laser de díodo semicondutor He-Ne ou GaAlAs a baixa potência.
3. Neste caso, são registados resultados falsos positivos, por exemplo, em dentes multirradiculares e polpa gangrenada.	3. Não se registam resultados falsos positivos.
4. Resultados falsos negativos observados em testes de polpa eléctrica, por exemplo, calcificações pulpares, dentes recentemente traumatizados.	4. Não se registam resultados falsos negativos.

5. O teste elétrico da polpa baseia-se na ocorrência de uma sensação dolorosa para determinar a vitalidade de um dente.	5. A fluxometria Doppler a laser não se baseia na ocorrência de uma sensação dolorosa para determinar a vitalidade de um dente, pelo que é psicologicamente mais aceite pelo paciente.
6. Especificidade de 92% e sensibilidade de 76%.	6. Especificidade de 94% e sensibilidade de 89%.

LIMITAÇÕES DA FLUXOMETRIA LASER DOPPLER :

1. Os resultados podem ser variáveis nos dentes com tecidos duros dentários mais espessos, por exemplo, molares.

   Embora esta técnica tenha sido por vezes descrita como semi-quantitativa, o dispositivo não pode medir o fluxo sanguíneo em unidades absolutas.
2. É tecnicamente sensível, suscetível a ruídos, vibrações ou movimentos estranhos na proximidade ou no interior do próprio aparelho.
3. Pode ser contraindicado em alguns dentes fortemente restaurados com tecido pulpar apical vital, porque as sondas LDF detectam a vitalidade pulpar com base no fluxo pulpar coronal.

ii) DIAGNÓSTICO DIFERENCIAL DA PULPITE :

Polpa normal e pulpite aguda: Quando a polpa normal é estimulada pelo laser Nd:YAG pulsado a 2 W e 20 pulsos por segundo (pps) a uma distância de aproximadamente 10 mm da superfície do dente, a dor é produzida dentro de 20 a 30 segundos e desaparece alguns segundos após a interrupção da estimulação do laser. No caso de pulpite aguda, a dor é induzida imediatamente após a aplicação do laser e mantém-se durante mais de 30 segundos após a paragem da estimulação laser.

Pulpite Serosa Aguda e Pulpite Supurativa Aguda: O diagnóstico diferencial da pulpite serosa aguda e da pulpite supurativa aguda pode ser obtido através da combinação da medição da resistência à corrente eléctrica da cárie e da duração da dor induzida pela estimulação laser. Se a resistência à corrente eléctrica for superior a 15,0 mQ e houver dor contínua durante mais de 30 segundos, o diagnóstico é de pulpite supurativa aguda. Uma impedância de cárie inferior a 15,0 mQ indica que não existe dentina dura e saudável entre a cárie e a câmara pulpar.

iii) CAPEAMENTO INDIRECTO DA PASTA :

DEFINIÇÃO :

O tratamento pulpar indireto é definido como o procedimento em que o tecido cariado não remineralizável é removido e uma fina camada de cárie é deixada nos locais mais profundos da preparação da cavidade, onde a remoção completa da cárie resultaria na exposição da polpa.

É o procedimento que envolve um dente com uma lesão cariosa profunda, em que a remoção da dentina cariada é deixada incompleta e o processo de cárie é tratado com um material biocompatível durante algum tempo, de modo a evitar a exposição do tecido pulpar. Idealmente, é utilizado quando a inflamação pulpar é mínima e a remoção completa da cárie causaria uma exposição pulpar.

MATERIAIS UTILIZADOS :

Para além de outros medicamentos, os lasers também podem ser utilizados para o capeamento indireto da polpa; os lasers Nd:YAG e de CO2 de 9,6^m são utilizados para este fim.

MECANISMO DE ACÇÃO :

A energia do laser de CO2 de 9,6^m é bem absorvida pela hidroxiapatite do esmalte e da dentina, causando a ablação, fusão e ressolidificação do tecido.[79] Um estudo[80] descobriu que havia uma quantidade considerável de dentina reparadora na área adjacente à zona tratada com laser. Os odontoblastos parecem cuboidais nesta área, em contraste com os odontoblastos em palas em ambos os lados da zona tratada. É evidente que o processo de ablação por laser estimulou a atividade odontoblástica. A utilização de um laser de Nd:YAG pulsado com uma energia inferior a 1 W, uma taxa de repetição de 10 Hz e um tempo de exposição total de 10 segundos não eleva significativamente a temperatura intrapulpar. Assim, estes parâmetros podem ser considerados parâmetros de segurança porque a espessura dentinária remanescente nas preparações cavitárias não pode ser medida in vivo. Por conseguinte, recomenda-se que os clínicos escolham parâmetros de laser inferiores aos limites de segurança.

iv) CAPEAMENTO DIRECTO DA PASTA :

DEFINIÇÃO :

O capeamento pulpar direto é definido como um curativo da polpa clinicamente normal exposta, na ausência de sinais e sintomas de doença pulpar grave.

É o procedimento no qual existe uma pequena exposição pontual da polpa causada por: lesão traumática, preparação da cavidade ou cárie, que é rodeada por dentina sã e coberta com uma base radiopaca biocompatível em contacto com o tecido pulpar exposto antes da restauração.

MATERIAIS UTILIZADOS :

O agente de capeamento pulpar tradicionalmente utilizado é o hidróxido de cálcio, no entanto, quando este é aplicado no tecido pulpar, produz-se uma camada necrótica e forma-se uma ponte de dentina. O agregado de trióxido mineral apresenta resultados favoráveis quando aplicado à polpa exposta. Produz mais pontes dentinárias num período de tempo mais curto, com uma inflamação significativamente menor; no entanto, são necessárias 3 a 4 horas para a fixação completa do agregado de trióxido mineral.

MECANISMO DE ACÇÃO :

Melcer et al sugeriram a utilização do laser de CO_2 em pacientes nos quais estava indicado o tratamento direto de capeamento pulpar. Os sintomas e a vitalidade foram examinados após 1 semana e mensalmente durante 1 ano: 89% do grupo experimental não apresentou sintomas e respondeu normalmente aos testes de vitalidade contra apenas 68% do grupo de controlo (utilizando hidróxido de cálcio). Afirmaram que os efeitos mais importantes da irradiação laser parecem ser a esterilização e a formação de cicatrizes na área irradiada devido aos efeitos térmicos, que podem ajudar a preservar a polpa da invasão bacteriana. Outro efeito do tratamento com laser pode ser a estimulação direta da formação de dentina.

v) PULPOTOMIA :

DEFINIÇÃO :

Finn (1995) definiu a pulpotomia como a remoção completa da porção coronal da polpa dentária, seguida da colocação de um penso ou medicamento adequado que irá promover a cicatrização e preservar a vitalidade da polpa[25].

MATERIAIS UTILIZADOS :

Formocresol, sulfato férrico, hidróxido de cálcio, pasta de trióxido mineral (MTA), glutaraldeído e pasta de iodofórmio.

Foram sugeridos procedimentos hemostáticos não farmacológicos, como a terapia com laser de Nd:YAG e CO_2.[19]

MECANISMO DE ACÇÃO :

Se for utilizado um laser para os procedimentos, é mais fácil obter um campo sem sangue devido à capacidade do laser para vaporizar tecido e coagular e selar pequenos vasos sanguíneos.

Pescheck A et al[19] realizaram um estudo que tinha como objetivo avaliar o efeito do laser de dióxido de carbono no tecido pulpar primário vital. Foram selecionados para o estudo 212 molares primários com lesões cariosas profundas. Após a pulpotomia, o tratamento hemostático dos cotos de polpa radicular foi efectuado com um laser de CO_2 superpulsado (Nova Pulse, comprimento de onda 10,6^m) com uma ponta de cerâmica de 0,8 mm durante 2 a 5 segundos. Foi utilizada uma potência de laser de 3 W para irradiar a polpa. O tratamento com laser foi seguido da colocação de uma base de óxido de zinco eugenol e de uma coroa de aço inoxidável. Os dados clínicos e radiográficos foram recolhidos 18 meses após a colocação. A taxa de sucesso clínico global foi de 98,1%. O sucesso radiográfico global foi de 91,8%. As reacções pulpares mais frequentemente observadas foram a destruição óssea inter-radicular (4,27%), seguida de reabsorção interna (2,52%) e reabsorção radicular irregular (1,66%). Em 1,8%, uma fístula apareceu após 6 a 12 meses. Nenhuma das crianças apresentou qualquer sintoma de dor ou sensibilidade à percussão. Portanto, os resultados mostram que a utilização de um laser de dióxido de carbono superpulsado com uma potência de 3 W parece ser uma alternativa favorável para o tratamento hemostático de cotos de polpa de raiz de molares primários após pulpotomia.

vi) ACESSO À CAVIDADE E PREPARAÇÃO BIOMECÂNICA DO CANAL RADICULAR:

DEFINIÇÃO :

Preparo da cavidade de acesso: Define-se como uma preparação endodôntica coronal que permite um acesso desobstruído aos orifícios do canal, um acesso em linha reta ao forame apical, um controlo completo sobre a instrumentação e a acomodação do material de obturação.

Preparação biomecânica: Envolve a limpeza e a modelação do sistema de canais radiculares. A limpeza consiste na remoção de todos os conteúdos potencialmente patogénicos do sistema de canais radiculares. A moldagem é o estabelecimento de uma cavidade com uma forma específica que desempenha o duplo papel de acesso progressivo tridimensional ao canal e cria uma preparação apical que permitirá que os instrumentos e materiais de obturação finais se adaptem facilmente.

INSTRUMENTOS UTILIZADOS :

Acesso a brocas de abertura, brocas de refinação, brocas de comprimento cirúrgico, limas, alargadores, brocas, alargadores Peeso e brocas Gates Glidden.

MECANISMO DE ACÇÃO :

O laser Er:YAG e Er,Cr:YSGG, que faz a ablação do esmalte e da dentina, poderá em breve substituir a turbina de ar, o alargador Peeso e a broca Gates Glidden como método principal de tratamento. Em particular, esta técnica parece ser aplicável nos casos em que os instrumentos Peeso e Gates Glidden não podem ser inseridos no dente devido à dificuldade de abertura da boca e nos casos em que é difícil encontrar os orifícios do canal radicular.

Um novo tipo de laser Er,Cr:YSGG foi desenvolvido e posto em prática. Se este laser for aplicado para cortar esmalte e dentina a 5 W e 6 Hz sob pulverização de água, a preparação da cavidade de acesso e o alargamento dos orifícios do canal radicular podem ser realizados facilmente.[27] Deve ser efectuado um exame detalhado para evitar a perfuração do periodonto e a formação de degraus na parede do canal radicular.

vii) IRRIGAÇÃO DO CANAL RADICULAR :

DEFINIÇÃO :

A irrigação do canal radicular é uma parte importante do tratamento do canal radicular que ajuda a remover bactérias e detritos e configura o sistema de modo a que possa ser obturado para eliminar o espaço morto.

MATERIAIS UTILIZADOS :

Solução salina normal, hipoclorito de sódio, peróxido de hidrogénio, clorhexidina, agentes quelantes, etc.

MECANISMO DE ACÇÃO :

Alguns dispositivos laser produzem efeitos de cavitação nos canais radiculares de uma forma semelhante à do irrigador ultrassónico. Atualmente, o efeito é mais fraco do que o da irrigação ultra-sónica. É provável que esta técnica laser venha a ser melhorada no futuro. Os canais radiculares rectos e ligeiramente curvos, bem como os canais radiculares largos, são indicações para este tratamento. O laser de Nd:YAG pulsado, o laser de Er:YAG e o laser de Er,Cr:YSGG são recomendados, mas a fibra do laser ainda precisa de ser ligeiramente melhorada. A irradiação laser não é efectuada apenas com o laser, deve ser utilizada uma solução como cloreto de sódio a 5,25% ou ácido etilenodiaminotetracético (EDTA) a 14%. Normalmente, é utilizada uma potência de 2 a 5 W durante cerca de 2 minutos.

viii) ESTERILIZAÇÃO OU DESINFECÇÃO DE CANAIS RADICULARES INFECTADOS :

DEFINIÇÃO :

Esterilização: Um processo que destrói ou elimina todas as formas de vida microbiana e é efectuado por métodos físicos ou químicos.

Desinfeção: Descreve um processo que elimina muitos ou todos os microrganismos patogénicos, exceto os esporos bacterianos.

MATERIAIS UTILIZADOS:

Halogéneos (cloro, iodo), clorhexidina, hidróxido de cálcio, formocresol, fenóis, eugenol, etc.

MECANISMO DE ACÇÃO :

Foi demonstrado que o NaOCl e o $Ca(OH)_2$ têm uma capacidade limitada (cerca de 130 |im) para penetrar e desinfetar. A clorexidina é mais eficaz nos túbulos dentinários do que o $Ca(OH)_2$ puro num veículo aquoso, mas não foi estabelecida uma desinfeção completa. Embora a importância relativa da infeção dentinária profunda para o prognóstico do tratamento ainda não seja conhecida, possivelmente todos os habitats infectados dentro do sistema podem constituir reservatórios importantes, a partir dos quais a infeção do canal radicular pode voltar a ocorrer após o tratamento. 51

Dadas as caraterísticas da luz laser (i.e. monocromática, coerente e direcional) e o facto de não ser necessário o contacto direto entre o alvo e a ponta da fibra, a emissão de energia laser poderá representar uma forma de desinfetar áreas profundas da dentina.[81]

Os lasers para esta utilização são: Nd:YAG, Ga:Al:As, XeCl, Er:YAG e um laser de díodo. O Nd:YAG é preferido devido ao sistema de entrega de fibra ótica fina para entrar nas paredes do canal (Figura 34,35). [82]

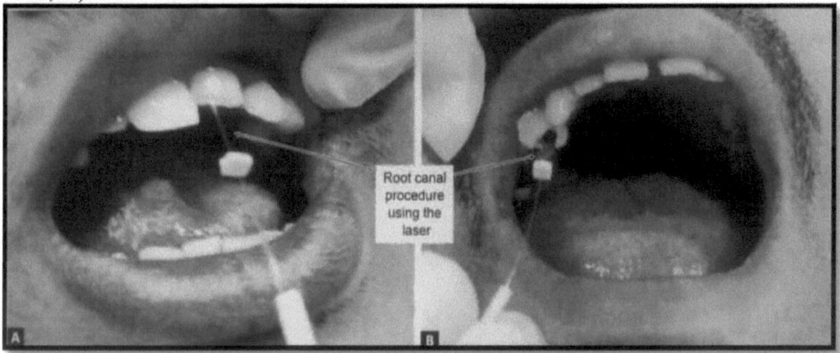

Fig 34 - Esterilização do canal radicular com fibra de 200 microns

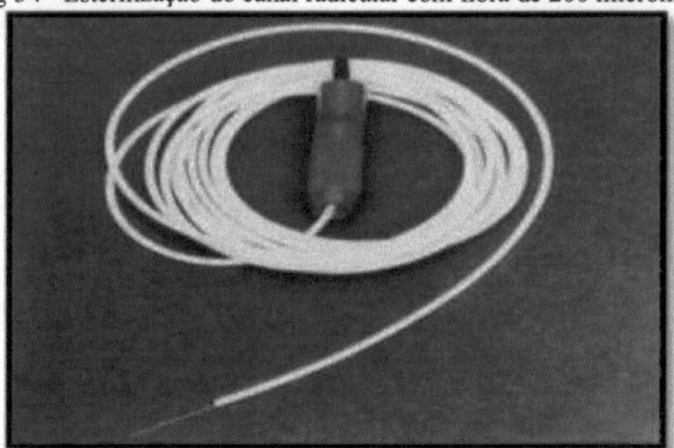

Fig 35 - Fibra laser de 200 microns utilizada para esterilização de canais radiculares

ix) OBTURAÇÃO DO CANAL RADICULAR :

DEFINIÇÃO: Selagem tridimensional da câmara pulpar e do sistema de canais radiculares, de modo a impedir a percolação de fluidos tecidulares no canal radicular e a regressão de subprodutos tóxicos, tanto de tecidos necróticos como de microrganismos, para os tecidos perirradiculares.

INSTRUMENTOS UTILIZADOS :

Dispositivos de aquecimento, como lamparina ou maçarico de gás butano, instrumentos de aquecimento, como polidor de bolas e escavador de colheres.

MECANISMO DE ACÇÃO :

Anic e Matsumoto [83] compararam a capacidade de selamento da guta-percha a baixa temperatura termoplastificada com um laser de árgon, CO_2 e Nd:YAG. No seu estudo encontraram resultados semelhantes quanto aos pontos de combustão da guta-percha e do selante tratados com laser Nd:YAG. Afirmaram que os lasers de árgon e de CO_2 parcial são mais adequados para amolecer os fragmentos de guta-percha na região apical do canal radicular. No entanto, concluíram que nenhum dos três aparelhos de laser era aceitável para efetuar a obturação completa do canal radicular.

x) REMOÇÃO DE MATERIAIS DE SELAGEM PROVISÓRIA E DOS CANAIS RADICULARES E DE INSTRUMENTOS FRACTURADOS DOS CANAIS RADICULARES :

Têm sido utilizados vários métodos para remover materiais de selamento temporário da cavidade, materiais de selamento do canal radicular e instrumentos fracturados nos canais radiculares, mas não existem métodos ideais. Atualmente, os lasers têm sido aplicados para este fim. O estudo de ***Yu et al*** *(2000)*[84] teve como objetivo investigar a capacidade de remover os materiais de obturação ou limas partidas dos canais radiculares com irradiação pulsada de laser Nd:YAG em três parâmetros, e avaliar o aumento de temperatura nas superfícies radiculares e as alterações morfológicas das paredes dos canais radiculares in vitro. Os resultados mostraram que em mais de 70% dos dentes, os materiais obturados foram completamente removidos pelo laser, e em mais de 55% dos dentes, as limas partidas foram removidas com sucesso. Aumentos de temperatura variando de 17^0C a 27^0C foram medidos de 6 a 11 vezes repetidas. Estes resultados demonstraram que a irradiação com laser de Nd:YAG pulsado tem a capacidade de remover os materiais obturados nos canais radiculares e é útil para remover as limas partidas nos mesmos, se for efectuada a contra-medida de redução do aumento da temperatura.

IX. TRATAMENTO DA ANQUILOGLOSSIA:

DEFINIÇÃO :

A anquiloglossia é também conhecida como língua presa. É uma anomalia oral congénita que pode diminuir a mobilidade da ponta da língua e é causada por um frénulo lingual invulgarmente curto e espesso, uma membrana que liga a parte inferior da língua ao pavimento da boca.

PROCEDIMENTO :

(i) NEONATOS :

O tratamento de um nó de língua em recém-nascidos com laser não requer sedação ou anestesia local. As definições do laser são Er:YAG 30hz, 50mJ, sem água; Er,Cr:YSGG 20hz, 1 watt, sem água. Na maioria dos casos, 8 mm de liberdade são suficientes para permitir uma amamentação normal, embora possa ser necessária uma revisão adicional no futuro. Após a conclusão do tratamento, as crianças podem começar a amamentar e as mães que amamentam relatam um alívio imediato da dor, intervalos de amamentação alargados e uma melhor duração do sono do bebé. Com base na distância entre a inserção do frénulo lingual e a ponta da língua, o clínico pode classificar as ligaduras da língua da seguinte forma: classe I (12-16 mm, ligeira), classe II (8-12 mm, moderada), classe III (4-8 mm, grave) e classe IV (0-4 mm, completa) (Figura 36).

PRECAUÇÕES :

São utilizados pequenos óculos de segurança para proteção dos olhos.

(ii) CRIANÇAS MAIS VELHAS E ADULTOS :

As crianças mais velhas e os adultos são preparados da forma habitual, utilizando uma anestesia local à escolha do operador e sem pulverização de água: Er:YAG 30 hz e 50 mJ; Er,Cr:YSGG 20 hz, 50 mJ.[24] A língua é estabilizada com um hemostato ou um suporte W. Lorenz e o frénulo é revisto. Se o frénulo for fibroso, pode ser cortado agarrando a ponta da língua para estabilização. Se o frénulo estiver mais ligado, o hemostato é colocado perto da parte inferior da língua e a ponta do laser é movida lentamente para baixo do hemostato até a revisão estar concluída. Pode ser colocada uma sutura na junção do frénulo e na extremidade do corte para evitar o reaparecimento. A cicatrização progride sem intercorrências. A revisão da língua pode ajudar a corrigir muitas anomalias da fala.

PRECAUÇÕES :

É importante evitar as glândulas do pavimento da boca.

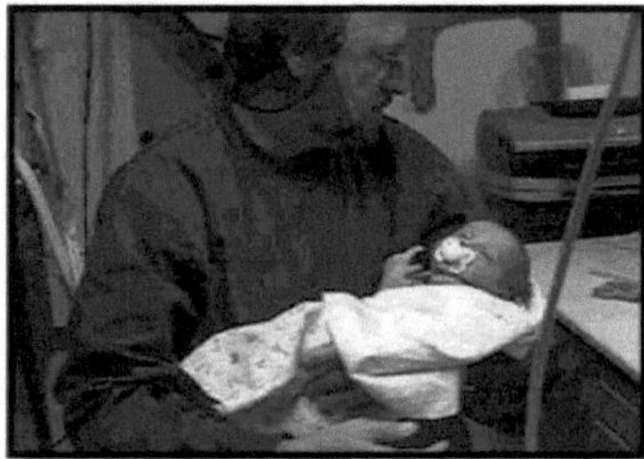

Fig 36(a) - Lactente antes do tratamento

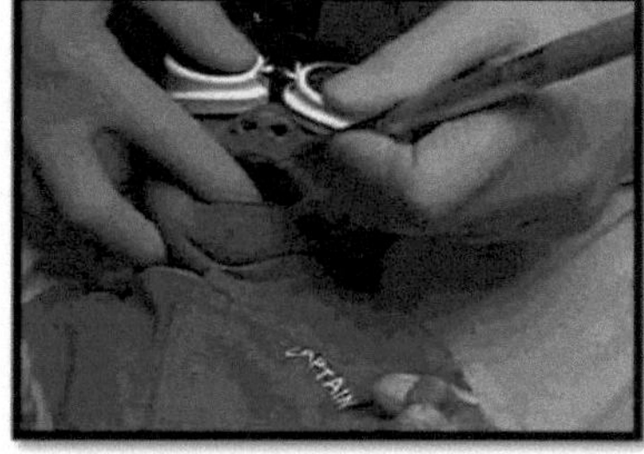

Fig. 36(b) - Óculos de proteção colocados; início do tratamento a laser

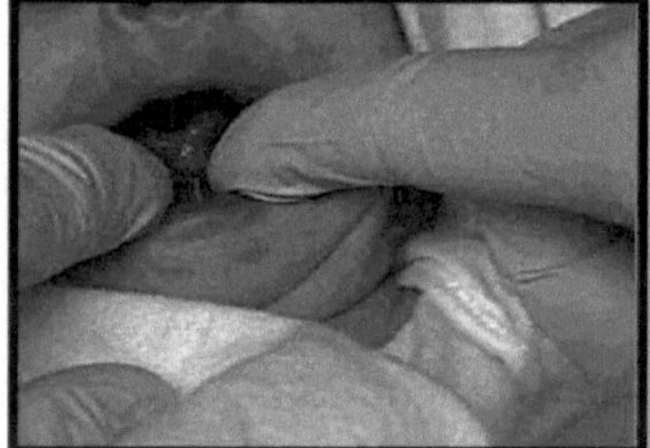

Fig 36(c) - Vista pré-operatória

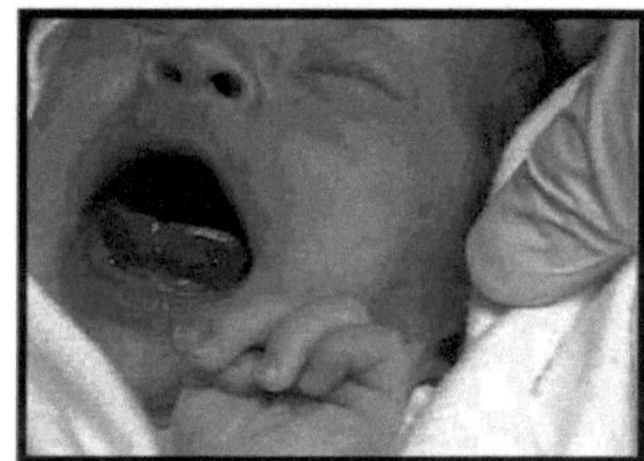

Fig. 36(d) - Tratamento completo, língua solta

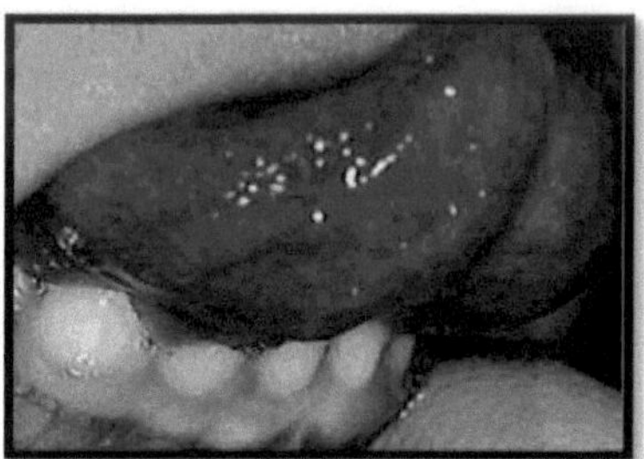

Fig. 36(e) - Movimento normal da língua

Figura 36 - Tratamento da Anquiloglossia num paciente pediátrico

X. TRATAMENTO DA FIXAÇÃO ANORMAL DO FRÉNULO MAXILAR:

DEFINIÇÃO :

A extensão do frénulo maxilar para a área palatina ou a sua inserção na área interproximal entre os incisivos centrais superiores.

PROCEDIMENTO :

(i) INFANTIS :

Em bebés, normalmente não é necessária sedação. O doente é preparado da forma habitual, com óculos de proteção adequados para o laser, e é colocada uma pequena quantidade de anestésico local na zona do frénulo (Figura 37a). As definições do laser são as mesmas para a anquiloglossia: Er:YAG 30 Hz, 50 mJ; Er,Cr:YSGG 20 Hz, 50 mJ, ambos sem água. A energia do laser é direcionada para a inserção do frénulo e para a área entre os dois dentes da frente (Figura 37b). Não são necessárias suturas. O pós-operatório decorre normalmente sem intercorrências (Figura 37c), não necessitando frequentemente de mais do que uma dose de medicação analgésica não prescrita, como o ibuprofeno.[85]

(ii) DENTIÇÃO MISTA :

Na dentição mista, se for necessária a remoção de osso interproximalmente, a água deve ser activada durante a aplicação do laser no osso. As configurações permanecem as mesmas. A hemorragia é normalmente controlada; no entanto, ocasionalmente, uma pequena área nesta zona altamente vascularizada continua a verter sangue. Quando isto ocorre, a pressão durante 1 a 2 minutos resolve normalmente o problema.

O laser de díodo evitará normalmente qualquer hemorragia, porque é um laser melhor para a hemostase. Quando se utiliza um díodo, as definições são 1.0W, CW utilizando uma fibra de 400 |i. A cicatrização usando o diodo geralmente leva mais tempo com o potencial de mais desconforto pós-operatório do que quando se usa o laser Erbium.[24] Quando o frênulo não é corrigido em crianças antes dos 3 anos de idade, o próximo melhor momento para revisar o frênulo ocorre quando os incisivos centrais permanentes superiores começam a erupcionar.

A revisão do frénulo quando surge uma grande lacuna ou quando os incisivos centrais parecem estar a erupcionar distalmente pode evitar a formação de diastemas ou problemas periodontais na área do frénulo. Um diastema tão largo quanto 4 a 5 mm pode fechar sem intervenção ortodôntica. Não foi observado tecido cicatricial interproximal quando o frênulo é revisado. O frênulo deve ser revisto antes do início de qualquer tratamento ortodôntico.

As frenectomias realizadas com laser permitem a excisão da frena de forma indolor, sem sangramento, suturas ou tampões cirúrgicos, sem necessidade de cuidados especiais no pós-operatório.[86]

PRECAUÇÕES :

1. Se a hemorragia continuar a não ser controlada, colocar um pequeno saco de chá húmido sobre a área durante 2 minutos criará uma boa hemostase.
2. São necessários mais cuidados para evitar danos colaterais fototérmicos nos tecidos adjacentes.

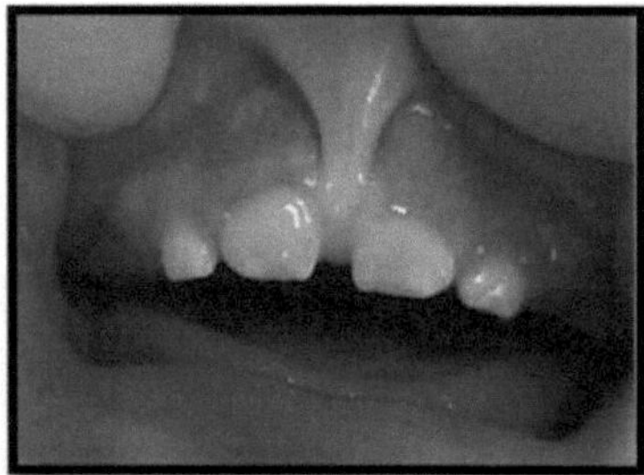

Fig. 37(a) - Inserção entre os dentes

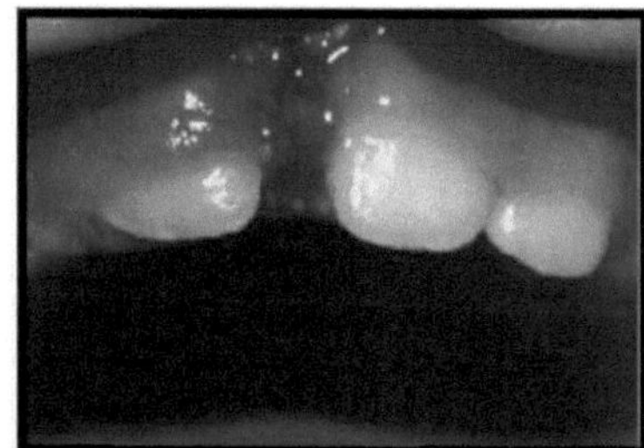

Fig. 37(b) - Incisão inicial

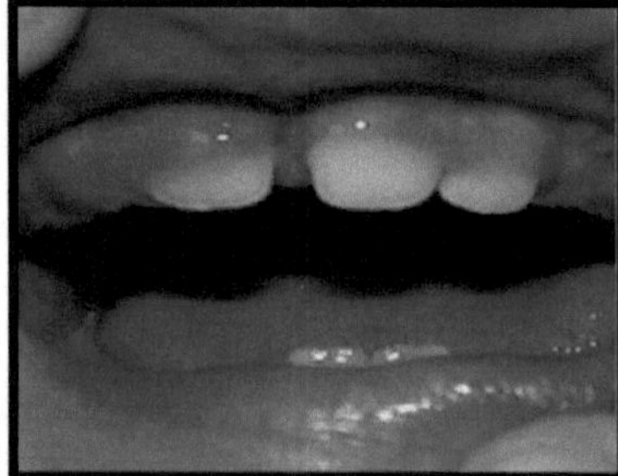

Fig. 37(c) - Vinte e quatro horas de pós-operatório

Fig. 37 - Tratamento a laser de uma fixação frénica maxilar anómala.

XI. EXPOSIÇÃO DOS DENTES PARA TRATAMENTO ORTODÔNTICO:

Uma variedade de comprimentos de onda pode remover tecidos moles para revelar dentes permanentes para orientação ortodôntica, mas apenas os lasers de érbio podem remover tecidos moles e osso. Quando apenas os tecidos moles necessitam de ser removidos, este procedimento pode, muitas vezes, ser realizado sem a necessidade de anestesia local, devendo ser aplicado um anestésico tópico (Figura 38a).

PROCEDIMENTO :

As configurações sugeridas são Er:YAG 30 Hz, 45 mJ; Er,Cr:YSGG 20 Hz, 70 mJ; ambos em modo de contacto e sem contacto (Figura 38b). Quando se utiliza o Nd:YAG ou o díodo para este procedimento, não há perigo de gravar ou ferir o esmalte porque o comprimento de onda destes lasers não interage com a estrutura dentária.[85]

Este procedimento tem a vantagem de não haver hemorragia e, além disso, não é nada doloroso (Figura 38c).[86]

PRECAUÇÕES :

Ao utilizar os instrumentos de érbio, deve ter-se sempre cuidado ao aproximar-se do esmalte para evitar a corrosão; por conseguinte, à medida que o esmalte é exposto, a ponta do laser deve ser mantida paralela à superfície do dente.

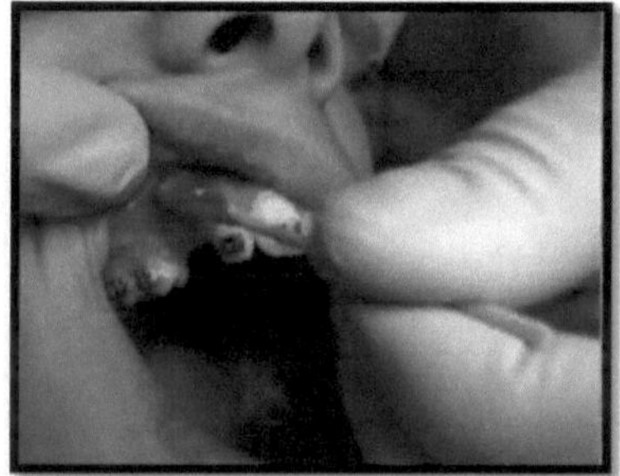

Fig 38(a) - Anestésico tópico colocado

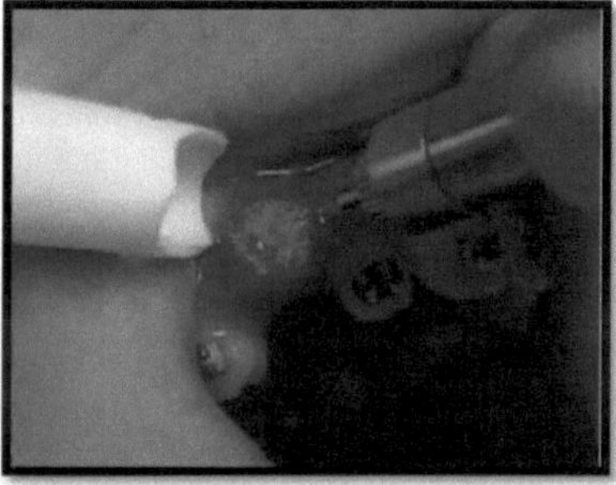

Fig 38(b) - Ablação por laser

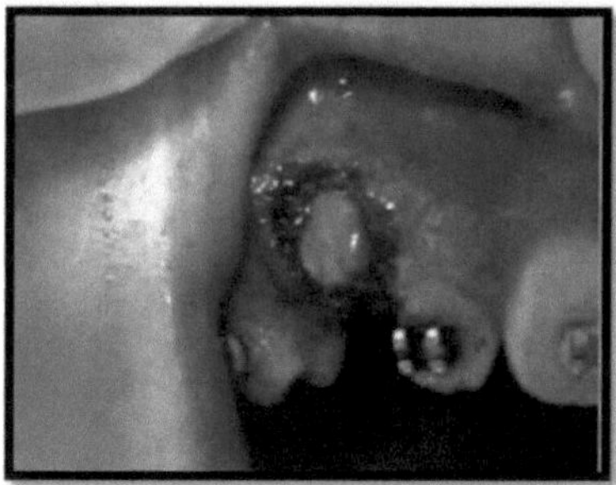

Fig 38(c) - Dente exposto

Fig 38 - Exposição de dentes para tratamento ortodôntico

XII. GINGIVECTOMIAS :

DEFINIÇÃO :

Remoção cirúrgica do tecido gengival infetado e doente, realizada para travar a progressão das doenças periodontais (Figura 39).

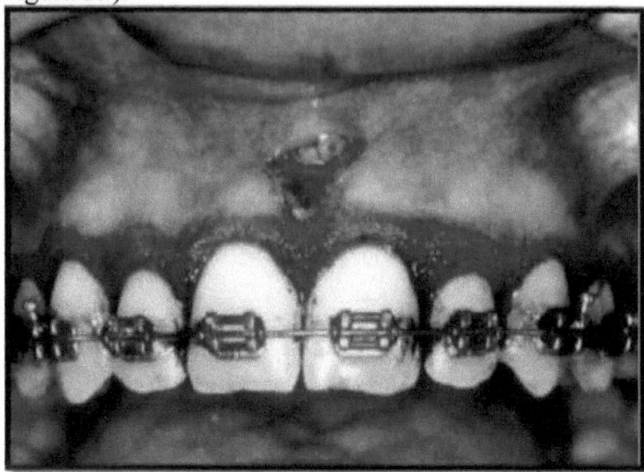

Fig 39- Fotografia pós-operatória imediata de uma gengivectomia com laser Er:YAG

PROCEDIMENTO:

O crescimento excessivo do tecido gengival pode ser remodelado ou removido utilizando o laser de Erbium ou de díodo. O tratamento pós-ortodôntico pode resultar no desejo de melhorar a estética, expondo mais esmalte dentário disponível para eliminar a aparência de dente curto dos dentes anteriores. Este recontorno gengival é indolor na maioria dos casos. Utilizando o laser de Erbium ou o laser de díodo, o tecido pode frequentemente ser remodelado sem necessidade de anestesia local. As definições do laser de Erbium são de 30 a 45 Hz e 55 mJ. Normalmente, não é necessária água. Utilizando uma fibra iniciada de 400 |i, seria utilizado um laser de díodo de 1 a 1,5W CW, dependendo da densidade e da quantidade de pigmento no tecido. Em alguns pacientes, pode ser necessário um anestésico local.[87]

XIII. REMOÇÃO DE LESÕES E BIOPSIA:

Lesões fibróticas, crescimentos gengivais, mucoceles e outras lesões do tipo não hemangioma podem ser removidas de forma rápida e segura usando o laser de Erbium.[87] As lesões geralmente requerem um anestésico local, mas em alguns casos, um anestésico tópico pode ser adequado, no entanto, os tratamentos raramente requerem suturas.[85,87] O sangramento é mínimo e há pouco ou nenhum desconforto pós-operatório.[45] Cada criança e lesão devem ser tratadas de acordo com suas próprias caraterísticas.[87]

PROCEDIMENTO :

Instrumentos como o árgon, o díodo e o Nd:YAG são úteis para as lesões pigmentadas e vasculares, enquanto as lesões não pigmentadas são mais eficazmente removidas por um laser de érbio ou de CO_2 devido à absorção desses comprimentos de onda na água das lesões[85].

As definições de érbio variam de 15 a 45 Hz e 55 mJ, com ou sem água. As pontas podem incluir a ponta de cinzel ou qualquer uma das pontas para tecidos duros. As definições de díodo utilizando a fibra de 400 u são de 1,0 a 1,5 W CW.

O díodo é especialmente útil se a lesão contiver uma área vascular que possa resultar em hemorragia após o tratamento. As lesões fibróticas ou as lesões que não contêm qualquer pigmento podem ser removidas de forma mais eficaz utilizando o laser de érbio. Isto deve-se às caraterísticas do tecido alvo dos lasers de érbio e de díodo[87].

XIV. PERICORONITE :

DEFINIÇÃO :

Inflamação dos tecidos moles que rodeiam a coroa de um dente parcialmente erupcionado, incluindo a gengiva e o folículo dentário.

PROCEDIMENTO:

Para expor dentes permanentes logo abaixo do tecido gengival ou no desconforto pericoronal sobre molares em erupção, o laser pode ser utilizado com configurações semelhantes às utilizadas no recontorno gengival.

O laser é utilizado em modo sem contacto para fazer a ablação do tecido envolvido e expor a coroa clínica do dente envolvido. Na maioria dos casos, o tratamento com o laser pode ser concluído sem a utilização de anestesia local. As definições do Erbium são 20-30 Hz e 45 a 55 mJ num modo sem contacto e sem água.[85]

XV. TRATAMENTO DAS ÚLCERAS AFTOSAS E DAS LESÕES HERPÉTICAS :

DEFINIÇÃO :

Úlcera aftosa: Uma pequena úlcera dolorosa na cavidade oral, com cerca de 2 a 5 mm de diâmetro. Normalmente, permanece durante 5 a 7 dias e cicatriza em 2 semanas sem deixar cicatrizes.

Lesões herpéticas: Vesículas patológicas cheias de líquido seroso e associadas ou causadas pelo vírus do herpes.

PROCEDIMENTO :

Úlcera aftosa:

O tratamento da úlcera aftosa utilizando o laser Er:YAG envolve definições de 15 Hz e 35 mJ num modo sem contacto. Estender a área de tratamento cerca de 1 mm para além dos limites da lesão. Não é necessário utilizar água. Colocar a ponta do laser sobre a lesão até serem visíveis pequenas áreas brancas no tecido. Permitir que o laser permaneça sobre a lesão durante 15 segundos, movendo a ponta numa área circular sobre toda a lesão.

Repetir o processo 2 a 3 vezes até a criança indicar que a lesão deixou de ser incómoda. As lesões grandes podem necessitar de um segundo tratamento em 24 horas.[87] O tecido pode parecer mais seco no final do tratamento, sem grande alteração da cor. Na maioria dos casos, uma única sessão abla a lesão e o doente sente um conforto imediato.[85]

Lesões herpéticas:

O herpes labial é tratado de forma semelhante; foi demonstrado que a fotoestimulação de lesões herpéticas recorrentes, com baixos níveis de energia laser (He-Ne), pode proporcionar alívio da dor e acelerar a cicatrização.[86,87] No caso de lesões recorrentes de herpes simplex labial, a fotoestimulação durante a fase prodrómica (formigueiro) parece deter as lesões antes da formação de vesículas dolorosas, acelerar o tempo de cicatrização global e diminuir a frequência de recorrências.[86] A ponta do laser deve ser passada lentamente sobre toda a porção do lábio afetada, mesmo antes de se observar a mudança branca na cor do tecido. Normalmente, isto implica tratar toda a metade do lábio afetado. O processo demora 1 a 2 minutos.

As definições de díodo são 0,500 mw, 400 u de fibra durante aproximadamente 1 minuto para úlceras aftosas e 2 minutos para lesões de herpes labial. A fibra de díodo não precisa de ser iniciada e é mantida desfocada 2 a 3 mm acima da lesão. Devido à reação fototérmica do díodo, não haverá qualquer indicação visual de que a lesão está a ser tratada.

A natureza do laser de díodo permite uma penetração mais profunda da energia do laser e pode ser mais eficaz do que o laser Er:YAG no tratamento de lesões de herpes labial. Não é necessária anestesia local para qualquer um dos lasers durante o tratamento[87].

PRECAUÇÕES :

É importante certificar-se de que toda a gente tem óculos, máscaras e barreiras. Deve ser utilizada uma aspiração de alta velocidade porque a pluma vaporizada pode conter fragmentos de tecido infecioso.

TERAPIA LASER DE BAIXA INTENSIDADE (LLLT)

A terapia laser de baixa intensidade (LLLT) é também conhecida como "terapia laser suave" e "bioestimulação"[8,41,46].

Baseia-se no conceito de que certas doses baixas de comprimentos de onda coerentes específicos podem ativar ou desativar determinados componentes ou funções celulares. A administração de LLLT aos doentes ajuda a cicatrizar, a reduzir a dor e o inchaço e a controlar as infecções orais.

Os lasers mais utilizados são os de hélio-néon (633nm) ou de diodo (820 ou 904nm) com potências muito inferiores a 1W. Os comprimentos de onda utilizados para a LLLT têm fraca absorção na água e, por conseguinte, penetram nos tecidos moles e duros de 3 mm a 15 mm. Os efeitos térmicos da LLLT nos tecidos dentários não são significativos. À medida que a energia penetra nos tecidos, verifica-se uma dispersão múltipla tanto pelos microvasos como pelos eritrócitos. A distribuição dos microvasos no tecido influencia o padrão final de distribuição da energia laser.

APLICAÇÕES DA LLLT NA MEDICINA DENTÁRIA CLÍNICA :

As aplicações do laser de baixa intensidade em medicina dentária incluem a promoção da cicatrização de feridas, numa série de locais, incluindo feridas cirúrgicas nos tecidos moles orais, incisões gengivais, locais de extração (preenchimento ósseo e cicatrização de tecidos moles), lesões da ATM ou doenças artríticas, tecido neuronal que tenha sido ferido ou transectado, para acelerar a regeneração, lesões de estomatite aftosa recorrente, ulceração oral (mucosite) induzida por quimioterapia contra o cancro (Figura 40, 41).

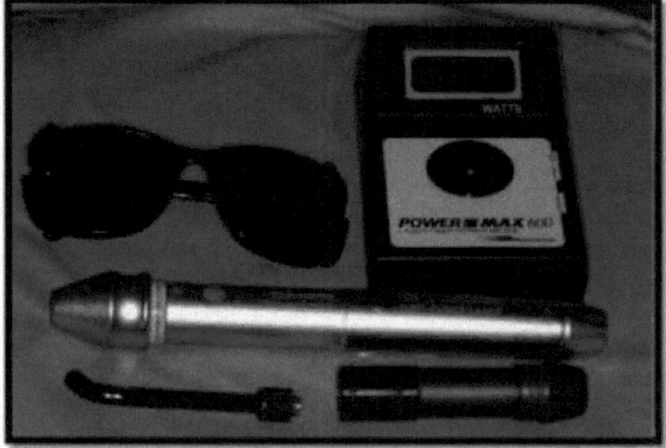

Fig. 40 - Unidade LLLT dentária

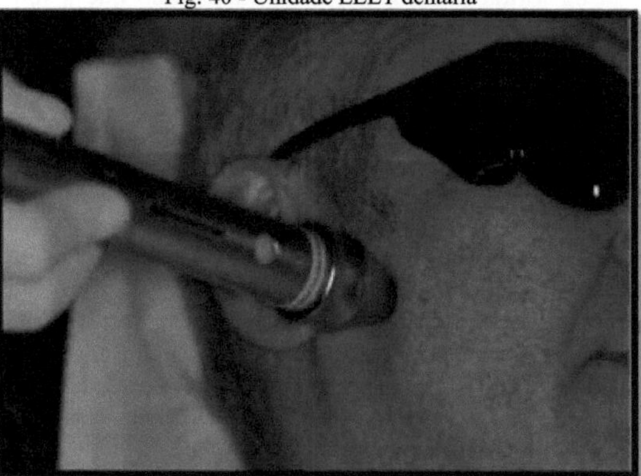

Fig 41 - Utilização do equipamento LLLT

I. APLICAÇÕES DE LLLT EM TECIDOS MOLES :

Efeitos da LLLT na patologia músculo-esquelética:

A terapia laser de baixa intensidade é atualmente utilizada na terapia da artrite reumatoide, da dor crónica e da tensão muscular, tanto em medicina humana como veterinária.

A fisioterapia tem sido uma área de utilização particularmente elevada da LLLT. Foram obtidos resultados positivos em ensaios que envolveram doentes com lesões por esforço repetitivo, síndrome do túnel cárpico e epicondilite lateral ("cotovelo de tenista").[88]

Cicatrização de feridas:

Os relatórios de LLLT aplicados a tecidos moles *in vitro* e *in vivo* sugerem a estimulação de processos metabólicos específicos na cicatrização de feridas. Embora existam variações consoante o modo de aplicação e o tipo de tecido estudado, uma caraterística comum destes estudos é o facto de, enquanto as doses baixas de LLLT são estimulantes, as doses elevadas de radiação laser são supressoras. [20]

Nos seres humanos, observações clínicas anedóticas e estudos de pequenos casos sugeriram que a LLLT (geralmente utilizando lasers de He-Ne) estimula a cicatrização de feridas. Foram registados resultados positivos em estudos sobre o efeito da LLLT na cicatrização de feridas intra-orais e na cicatrização de lesões de estomatite aftosa recorrente em seres humanos.

Tem-se afirmado que a LLLT acelera a cicatrização de abcessos dentoalveolares, granulomas periapicais e gengivite. Alguns dados positivos indicam também que a LLLT promove a cicatrização e a dentinogénese após pulpotomia e a cicatrização de mucosite e ulcerações orofaríngeas em doentes submetidos a radioterapia para cancro da cabeça e do pescoço.

LLLT e analgesia:

A capacidade da LLLT para exercer efeitos analgésicos tem sido historicamente uma das principais aplicações clínicas da técnica. Estudos *in vivo* do efeito analgésico da LLLT nos nervos que irrigam a cavidade oral demonstraram que a LLLT diminui a frequência de disparo dos nociceptores, com um efeito de limiar observado em termos da irradiância necessária para exercer a supressão máxima.

In vivo, a LLLT inibe seletivamente uma série de sinais nociceptivos provenientes de nervos periféricos, incluindo descargas neuronais provocadas por beliscões, frio, estimulação térmica e irritação química.

Embora os tecidos-alvo possam ser irradiados diretamente para provocar efeitos analgésicos, uma abordagem alternativa consiste em irradiar pontos-alvo da pele utilizados em acupunctura ou acupressão. Tem-se afirmado que é possível obter uma analgesia bem sucedida após uma cirurgia oral com todos os principais comprimentos de onda de LLLT, de 632 nm a 904 nm.

LLLT e regeneração de nervos:

Foi demonstrado que a terapia laser de baixa intensidade reduz a produção de mediadores inflamatórios da família do ácido araquadónico nos nervos lesionados e promove a maturação e a regeneração dos neurónios após a lesão. No domínio cirúrgico, a LLLT tem sido considerada uma abordagem ideal para promover a regeneração do tecido neural danificado. Os protocolos de LLLT utilizados envolvem normalmente irradiação diária durante períodos prolongados, por exemplo, 10 dias a 4,5 J por dia.

A aplicação direta desta técnica à medicina dentária produziu resultados positivos na promoção da regeneração do tecido do nervo dentário inferior (NDI) danificado durante procedimentos cirúrgicos.

A incidência de danos no NDI durante a remoção de dentes terceiros molares foi relatada como sendo de 5,5 por cento e até 100 por cento durante a osteotomia de divisão sagital.

Dores pós-cirúrgicas:

A eficácia da LLLT no tratamento da dor pós-cirúrgica proveniente da cavidade oral foi investigada em vários estudos. Há relatos de que um único episódio de LLLT (irradiância 0,9-2,7 J) é 100% eficaz para a periodontite apical após o tratamento do canal radicular e para a dor pós-extração.

Sinusite:

A LLLT foi instituída após a resolução da doença aguda e verificou-se que a LLLT melhorou a microcirculação, reduziu o edema e diminuiu a frequência das recaídas.

Nevralgia pós-herpética:

A terapia laser de baixa intensidade com o laser He-Ne tem mostrado resultados promissores no tratamento da nevralgia pós-herpética, uma condição que apresenta um problema significativo em termos de gestão clínica.

Num estudo que envolveu 36 pacientes que sofriam desta condição, cada paciente foi irradiado em vários pontos à volta da área dolorosa 2 ou 3 vezes por semana. Verificou-se um alívio significativo da dor em quase 90 por cento dos indivíduos.

II. APLICAÇÕES DE LLLT EM TECIDOS DUROS :

Hipersensibilidade dentinária:

A hipersensibilidade dentinária (HD) é uma das causas mais comuns de dor dentária. A LLLT foi desenvolvida para o tratamento da DH. Este tratamento baseia-se em alterações induzidas pelo laser nas redes de transmissão neural dentro da polpa dentária, em vez de alterações na superfície da dentina exposta, como é o caso de outras modalidades de tratamento.

Uma vez que a dentina e o esmalte são parcialmente transparentes aos comprimentos de onda do laser de infravermelhos próximos, a maior parte da energia laser depositada é transmitida para a polpa, em vez de ser dissipada na superfície do dente ou noutros limites ópticos. A inibição dos sinais nociceptivos provenientes dos nervos periféricos é um componente importante do efeito terapêutico. Foi demonstrado que a LLLT também bloqueia a despolarização das aferências das fibras C na polpa dentária.

Foram efectuados vários estudos sobre o efeito da LLLT na DH. A maioria dos estudos utilizou o tratamento com laser GaAlAs e demonstrou a dessensibilização da dentina cervical hipersensível, com uma taxa de eficácia de aproximadamente 90%. O LLLT é eficaz quando a coroa do dente ou o ápice da raiz é irradiado. Há também evidências de que a LLLT aplicada com lasers He-Ne pode reduzir a DH.

Destruição de bactérias por fotossensibilização laser letal:

Os lasers de alta potência geradores de calor, como os lasers cirúrgicos de dióxido de carbono e Nd:YAG, têm efeitos destrutivos bem conhecidos sobre as bactérias, o que levou ao desenvolvimento de técnicas de esterilização de feridas, preparações de cavidades e canais radiculares.

O termo fotossensibilização laser letal (LLP) refere-se ao processo pelo qual a radiação laser emitida por um dispositivo laser de baixa potência ativa um corante (por exemplo, azul de toluidina O) que, por sua vez, exerce um efeito letal em determinadas células, como as bactérias. O LLP é uma interação específica, na medida em que o tratamento apenas com o laser (ou seja, na ausência do corante ativador), ou apenas com o corante, produz um efeito mínimo. Da mesma forma, o tratamento com laser seguido de corante não traz qualquer benefício. No entanto, quando a exposição ao corante é seguida de irradiação laser, ocorrem alterações no corante que conduzem a acontecimentos químicos dramáticos no alvo, tendo como resultado final a perda de viabilidade. Uma vez que a LLP se baseia na utilização do corante como agente de absorção ótica (ou cromóforo), é essencial fazer corresponder o comprimento de onda do laser utilizado ao cromóforo, bem como assegurar que o próprio cromóforo não exerce efeitos tóxicos ou irritantes nos tecidos. O LLP é, em princípio, semelhante à terapia fotodinâmica, em que a energia laser ativa corantes que, de outro modo, não seriam tóxicos, produzindo espécies reactivas de oxigénio que causam lesões e a morte das células tumorais.

Vários estudos laboratoriais exploraram aplicações de LLP em medicina dentária. A luz vermelha visível emitida por um laser de gás He-Ne (comprimento de onda 632 nm) pode exercer uma ação inibidora sobre os microrganismos da placa dentária quando se utiliza um corante adequado.

O Streptococcus sobrinus é sensível ao LLP nestas condições, enquanto a Escherichia coli, um microrganismo entérico Gramnegativo, é resistente. O efeito sobre o microrganismo cariogénico S. sobrinus é rápido, sendo a fuga da membrana bacteriana detetável após 2 minutos de exposição ao laser. A ação bactericida do LLP pode ser obtida com uma gama de corantes azuis, púrpura e verdes da família dos fenilmetanos, todos eles fortemente absorventes a 632 nm.

Foram obtidos resultados semelhantes num estudo posterior, que demonstrou a destruição de biofilmes de Streptococcus sanguis, Porphyromonas gingivalis, Fusobacterium nucleatum e Actinobacillus actino - mycetemcomitans em placas de ágar por LLP. Utilizando um laser He-Negas de 7,3 mW, tanto o azul de toluidina O como o azul de metileno resultaram na morte dos quatro organismos-alvo após 30 segundos de duração. Estes corantes azuis são conhecidos por servirem como potentes sensibilizadores para uma série de bactérias, para emissões laser na parte vermelha visível do espetro. Num estudo mais recente, foi conseguida a destruição por LLP das bactérias cariogénicas Streptococcus mutans, S. sobrinus, Lactobacillus casei e Actinomyces viscosus, utilizando azul de toluidina O. Para cada organismo, as suspensões contendo 10^6 unidades formadoras de colónias puderam ser inactivadas por irradiação durante 60 segundos. Desde então, foi demonstrado que tempos de exposição mais longos podem resultar em mortes superiores a 10^7 unidades formadoras de colónias.

Para além da sua utilização no tratamento da cárie dentária, a técnica LLP tem também uma aplicação potencial na destruição de microrganismos no sistema de canais radiculares e nas bolsas periodontais, como adjuvante das técnicas convencionais.

Ortodontia:

Para além de reduzir a dor de tensão inicial, a terapia laser pode aumentar a velocidade dos movimentos dentários através do aumento da atividade osteoclástica no lado da pressão e do aumento da atividade osteoblástica no lado da tensão. A terapia com laser também tem sido usada para ulcerações orais induzidas por aparelhos ortodônticos fixos.

PRINCÍPIOS DE DOSAGEM :

Dose de resposta mínima

Tempo de irradiação/cm^2 : 30 seg. a 3-4 min.

Densidade de potência: 1mw/cm^2 - 100mw/cm^2

Comprimento de onda: 632-904 nm[89]

FACTORES QUE AFECTAM A EFICÁCIA DO LLLT :

1. **Factores de seleção dos doentes**, como a utilização de anestesia, a duração do acompanhamento, a inclusão de controlos, a apresentação clínica padronizada, a "janela" ideal para o momento do tratamento.
2. **Factores ópticos**, como o comprimento de onda, o tamanho do ponto, a fonte de luz laser ou LED, a densidade de potência, a densidade de energia, o modo de funcionamento e o momento do tratamento.

DISPOSITIVOS LLLT :

1. Laser suave Q-1000

O Q-1000 foi clinicamente testado e é utilizado em todo o mundo por profissionais de saúde nas áreas da fisioterapia, reabilitação, saúde dentária e medicina desportiva. É um dispositivo portátil de laser de baixa intensidade no mercado que utiliza uma combinação única de luz laser pulsada e radiação infravermelha para proporcionar resultados consistentes e controlados. A terapia laser de baixa intensidade pode ser utilizada em qualquer local onde exista dor ou inflamação aguda ou crónica e pode ser eficaz em qualquer doença ou perturbação. (Figura 42,43)

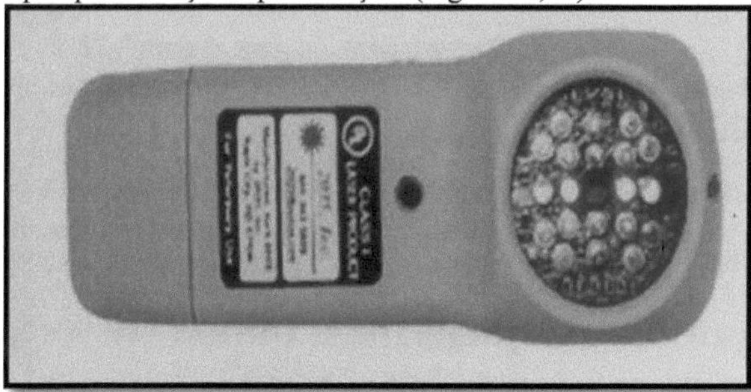

Fig 42 - Laser suave Q-1000

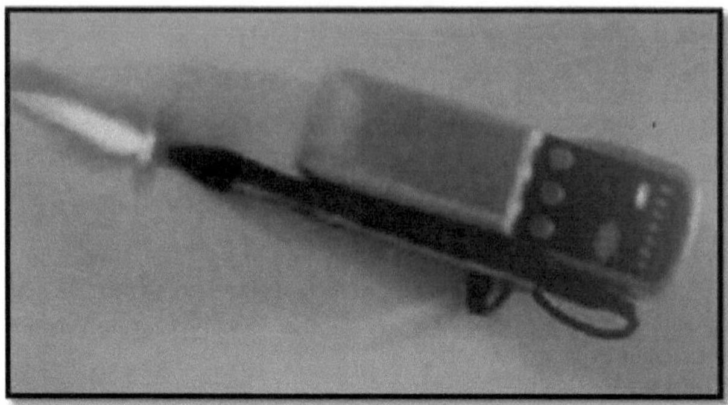

Fig 43 - Sonda de intensificação Q-600

2. LaserHeal LH302

LaserHeal é uma unidade de terapia laser suave.

3. LC KMI Tipo único

Fonte de lasers: Laser He-Ne 632 nm 15mw

4. LC KMI DY Tipo

Fonte de lasers : Laser He-Ne 632 nm 15 mW
Lâmpada de luz azul 407-420 nm

VANTAGENS DO LLLT:

1. A potência do laser pode ser controlada e o modo de visão e a duração da aplicação podem ser selecionados.
2. Desempenho sem contacto, portanto assético e atraumático.
3. Aplicação rápida, indolor e exacta.
4. Período de tratamento curto.
5. O efeito analgésico, antiflogístico e estimulador da cicatrização de feridas ocorre simultaneamente.
6. Amplo espetro de aplicações.

DESVANTAGENS DO LLLT :

1. Ocasionalmente, são necessários dispositivos separados para fazer incidir o feixe na área a tratar.
2. O efeito terapêutico é muitas vezes difícil de controlar por parâmetros objectivos.

RISCOS DE LASER

A utilização segura dos lasers é uma das preocupações mais importantes na utilização da terapia laser. Com a disponibilidade, utilização e desenvolvimento de diferentes comprimentos de onda de laser e métodos de pulsação, o interesse está a desenvolver-se neste campo em crescimento. Os lasers de díodos, Nd:YAG, érbio e CO_2 são lasers de classe IV, considerados lasers dentários de alta potência. São perigosos para os olhos e para a pele e requerem precauções especiais[90].

CLASSE DE PERIGO DOS LASERS DE ACORDO COM AS NORMAS ANSI E OSHA[48]:

Classe	*Ex.*	*Riscos*
I	Detectores de cáries a laser	Baixa potência (40^W-400^W), seguro para visualização.
IIa	Apontadores laser	De baixa potência (1 mW), visível, não produz qualquer lesão ocular ou cutânea conhecida durante o funcionamento, com base num tempo de exposição máximo de 1.000 segundos.

IIb	Leitor de discos compactos (CD)	De baixa potência, visível, incapaz de emitir radiações laser a níveis que se saiba causarem lesões na pele ou nos olhos dentro do período de tempo da resposta humana de aversão aos olhos (0,25 segundos).
IIIa	Espectáculos de luz laser	Laser médico de potência média (0,5-5 mW), visível, nocivo e suave, visualizado durante menos de 0,25 segundos sem ampliação.
IIIb	Lasers médicos de baixo nível	Potência média (> 5 mW), perigosa, se o laser for visto diretamente.
IV	Lasers utilizados em medicina dentária	Alta potência (> 5 W), riscos oculares, para a pele e de incêndio.

Classificação dos lasers e perigos associados (Figura 44): [90]

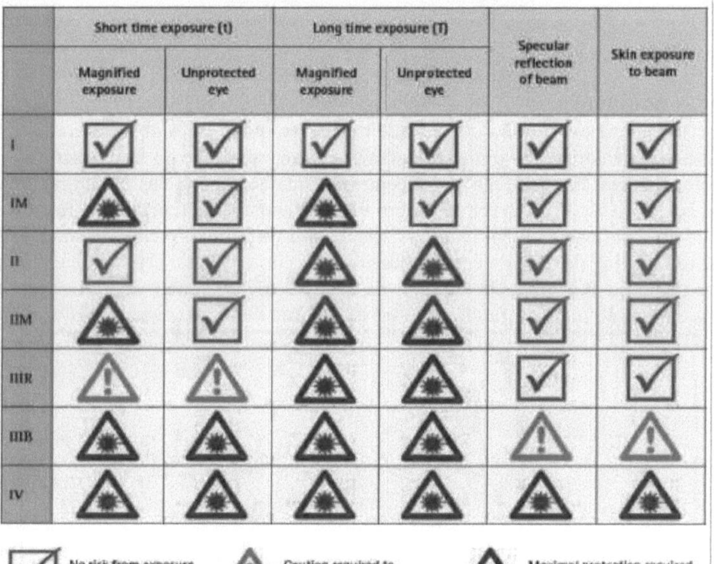

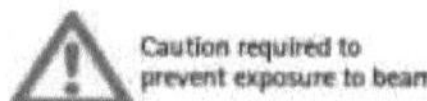

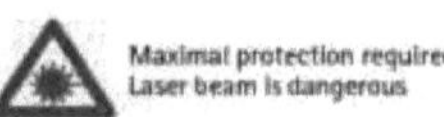

Fig. 44 - Análise de risco relativa ao tecido e à classe de laser

Riscos de laser encontrados em medicina dentária :

1. Riscos oculares
2. Danos nos tecidos
3. Perigos respiratórios/perigos ambientais
4. Perigos de combustão (incêndio e explosão)
5. Perigos eléctricos (choque) (Figura 45)

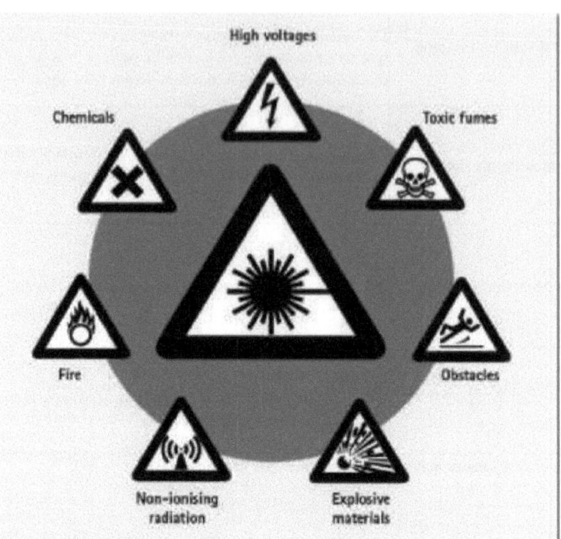

Fig. 45- Os riscos potenciais dos lasers cirúrgicos

1. Riscos oculares :

O principal risco humano é a lesão ocular, que representa quase 75% dos acidentes com laser num estudo. O olho é particularmente vulnerável, uma vez que a colimação do feixe laser e as propriedades ópticas do olho podem culminar numa concentração intensa de luz nas estruturas oculares vitais. Enquanto os lasers do espetro visível ou do infravermelho próximo (comprimentos de onda de 400-1400 nm) podem danificar a retina, os lasers das regiões do infravermelho distante, em especial os aparelhos de resurfacing de CO_2 e de érbio, podem ferir a córnea, que é abundante em água. Os danos superficiais no epitélio da córnea são rapidamente reparados, mas podem ocorrer cicatrizes na córnea devido a uma exposição mais profunda ao laser, com perda de visão (Figura 46).[90]

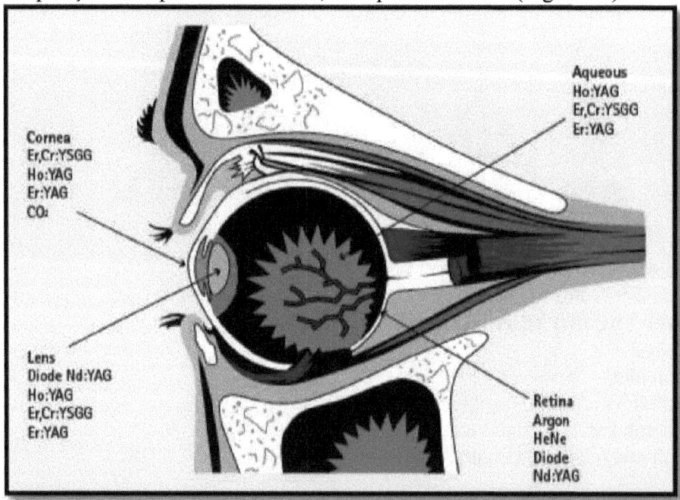

Fig. 46 - Riscos oculares

2. Danos nos tecidos :

Os danos induzidos pelo laser na pele e noutros tecidos não visados (tecido oral) podem resultar da interação térmica da energia radiante com as proteínas dos tecidos. Elevações de temperatura de 21°C acima da temperatura normal do corpo (37°C) podem produzir destruição celular por desnaturação de enzimas celulares e proteínas estruturais, o que interrompe os processos metabólicos básicos. Histologicamente, o efeito térmico da energia radiante absorvida manifesta-se como necrose de coagulação térmica para comprimentos de onda superiores a 400 nm. Pensa-se que outras interações não térmicas com os tecidos induzem lesões através de mecanismos fotoquímicos e fotoacústicos. A lesão térmica provocada pela energia laser infravermelha pode resultar em vários graus de eritema, bolhas ou ulceração[90].

3. Perigos para a respiração :

Os produtos da ablação de tecidos por laser são coletivamente designados por "pluma de laser". Sempre que um tecido não calcificado é ablacionado, como na remoção de cáries e em toda a cirurgia de tecidos moles, é emitida uma mistura complexa. Esta pode incluir vapor de água, gases de hidrocarbonetos, monóxido e dióxido de carbono e material orgânico particulado (incluindo bactérias e corpos virais). O efeito da inalação de plumas pode ser grave e causar náuseas, dificuldades respiratórias e inoculação distante de bactérias.

Os produtos da ablação de tecidos (pluma) representam um perigo considerável que pode afetar o médico, o pessoal auxiliar e o doente. Um estudo do National Institute for Occupational Safety and Health (NIOSH) avaliou o ar a que o pessoal da sala de operações foi exposto durante os procedimentos a laser e concluiu que foram encontrados níveis detectáveis de etanol, isopropanol, antraceno, formaldeído, cianeto e partículas mutagénicas transportadas pelo ar. Verificou-se que a inalação destes aerossóis tóxicos é potencialmente prejudicial para o sistema respiratório. A ablação do tecido infecioso representa um perigo ainda maior devido à possível presença na pluma de agentes infecciosos viáveis e intactos, como a pneumonia, o enfisema e o VIH.[90]

4. Perigos de combustão :

Na presença de materiais inflamáveis, os lasers podem representar outros perigos significativos. Os sólidos, líquidos e gases inflamáveis utilizados no contexto da cirurgia dentária podem inflamar-se facilmente se forem expostos ao raio laser. Os fumos tóxicos libertados em resultado da combustão de materiais inflamáveis representam um perigo adicional. Recomenda-se, por conseguinte, a utilização de materiais resistentes às chamas e outras precauções.[90]

Alguns dos materiais inflamáveis comuns encontrados nas áreas de tratamento dentário são:

- *Sólidos*: Vestuário, produtos de papel, plástico, ceras e resinas.
- *Líquidos*: Etanol, acetona, metacrilato de metilo e solventes.
- *Gases*: Oxigénio, óxido nitroso, anestésicos gerais e vapores aromáticos.

4. Riscos eléctricos :

A maior parte dos sistemas laser envolve fontes de alimentação eléctrica de elevado potencial e corrente. Os acidentes mais graves com lasers têm sido electrocussões. Existem vários perigos associados que podem ser potencialmente letais. Os riscos eléctricos são agrupados em:

- Riscos de choque
- Perigos de incêndio ou de explosão

O isolamento, a blindagem, a ligação à terra e o alojamento dos componentes eléctricos de alta tensão proporcionam uma proteção adequada, na maioria das circunstâncias, contra lesões eléctricas. A instalação e a manutenção do equipamento laser devem ser sempre efectuadas por pessoal qualificado e não pelo dentista. É uma boa prática ter pelo menos duas pessoas numa área enquanto se trabalha com sistemas de alta energia. O pessoal dentário e outro pessoal auxiliar devem ser treinados em reanimação cardiopulmonar.[90]

SEGURANÇA DOS LASERS :

De acordo com as diretrizes da Occupational Safety and Health Administration (OSHA) e as normas do American National Standard Institute (ANSI), para a utilização segura de lasers em medicina dentária, são necessárias medidas de controlo para reduzir a possibilidade de exposição indesejada dos doentes e do pessoal à radiação laser. São quatro as categorias de medidas de controlo: [90]

1. Controlos de engenharia
2. Equipamento de proteção individual

3. Controlos administrativos e processuais
4. Controlos ambientais

1. Controlos de engenharia

a. ***Invólucro de proteção*:** Um laser deve ter um invólucro à sua volta que limite o acesso ao feixe laser ou à radiação a um nível igual ou inferior ao nível de exposição máxima admissível (EMA) aplicável. É necessário um invólucro de proteção para todas as classes de lasers, exceto, evidentemente, na abertura do feixe.

b. ***Controlo do interrutor principal*:** Todos os lasers de classe IV (incluindo os lasers dentários) e sistemas laser exigem um controlo do interrutor principal (figura 47). O interrutor pode ser acionado por uma chave ou por um código informático (figura 48). Quando desativado (quando a chave ou o código é retirado), o laser não pode ser operado.

c. ***Segurança do sistema de visualização ótica*:** Devem ser incorporados intertravamentos, filtros ou atenuadores em conjunto com os obturadores de feixes quando forem utilizados sistemas de visualização ótica, tais como telescópios, microscópios, portas de visualização ou ecrãs para visualizar o feixe ou a área de reflexão do feixe.

d. ***Paragem do feixe ou atenuador*:** Os lasers da classe IV requerem um limitador ou atenuador do feixe permanentemente ligado (figura 49) que possa reduzir a emissão de saída para um nível igual ou inferior ao nível de exposição máxima admissível (EMA) adequado (figura 50) quando o sistema laser está em "estado de vigília".

e. ***Sistema de aviso de ativação do laser*:** Recomenda-se a utilização de um sinal sonoro ou de uma campainha e/ou de um aviso visual (por exemplo, uma luz intermitente) como controlo de área para o funcionamento dos lasers da classe III b. Este sistema de aviso é obrigatório para os lasers da classe IV. Este sistema de aviso é obrigatório para os lasers da classe IV.[90]

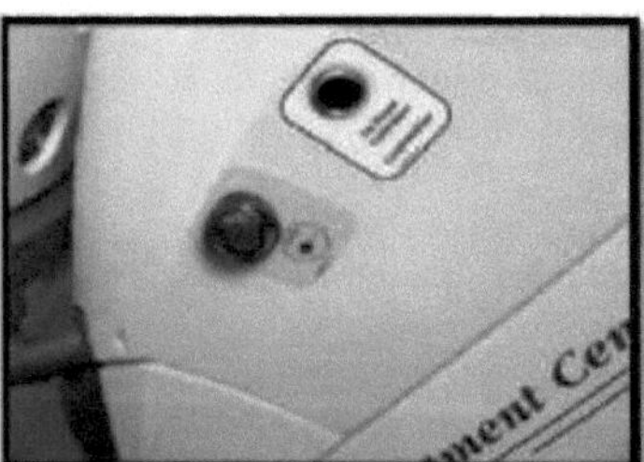

Fig. 47 - Interruptor principal

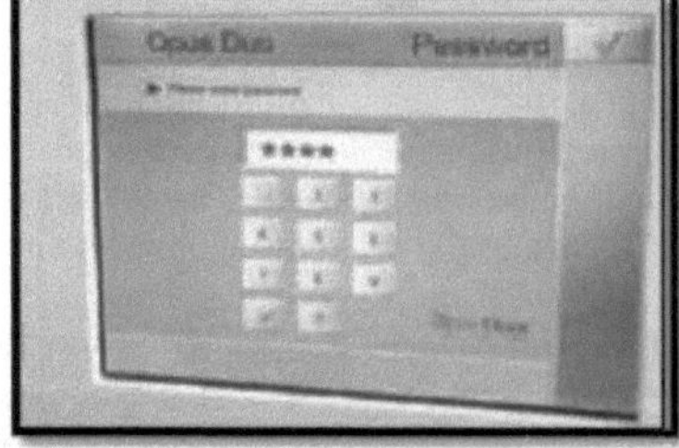

Fig. 48 - Proteção por palavra-passe

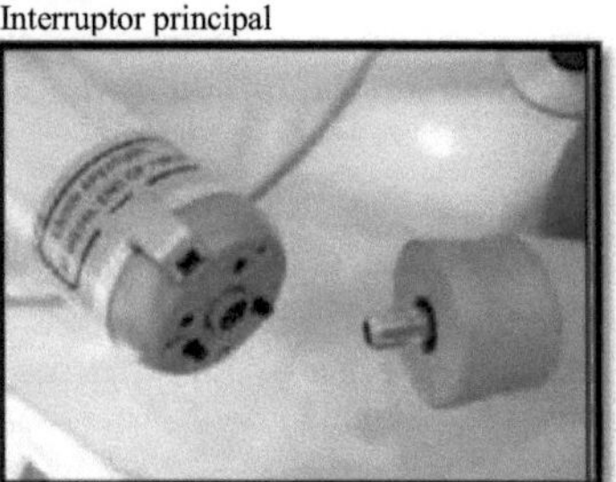

Fig. 49 - Sistema de distribuição designado com interbloqueio/comprimento de onda único

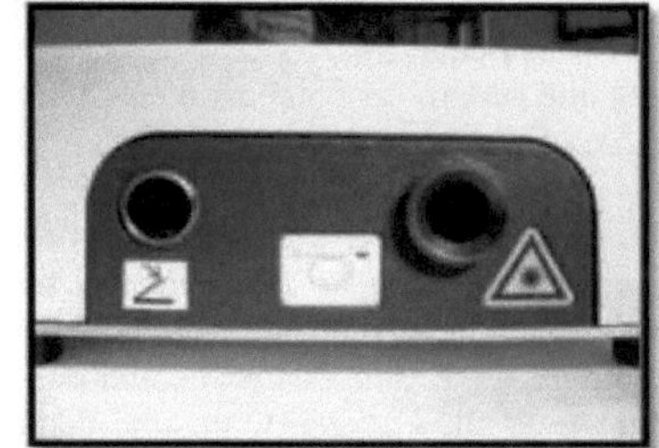

Fig. 50 - Diferentes orifícios para o pedal e porta de fibra ótica

2. Equipamentos de proteção individual

Todas as pessoas que se encontram na sala de tratamento dentário devem usar proteção ocular adequada, incluindo o doente. Ao selecionar os óculos de proteção, devem ser considerados vários factores (Figura 51,52).

São os seguintes : [90]

- Comprimento de onda da emissão laser.
- Limites máximos de exposição admissíveis.
- Degradação do meio absorvente ou do filtro.
- Densidade ótica dos óculos.
- Limites de exposição radiante.
- Necessidade de lentes de correção.
- Requisitos de múltiplos comprimentos de onda.
- Restrição da visão periférica.
- Conforto e ajuste.

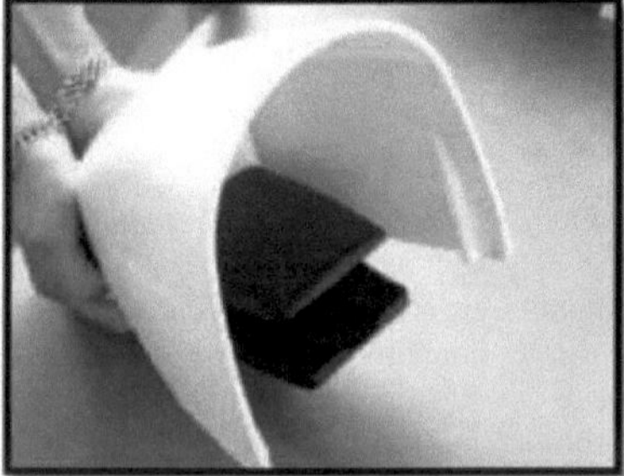

Fig. 51 - Proteção para o pedal

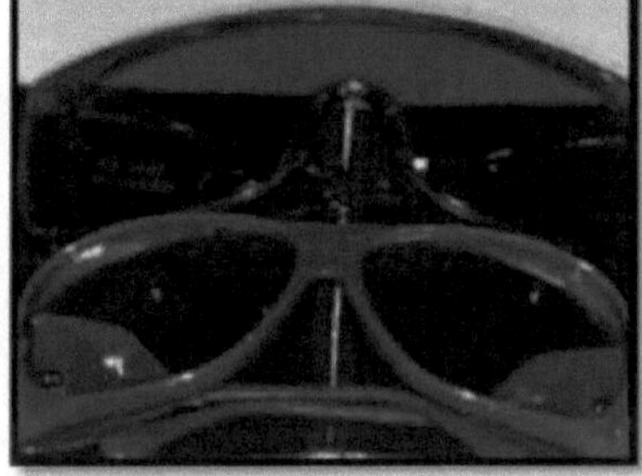

Fig. 52 - Óculos de proteção para os olhos

3. Controlos administrativos e processuais

Os instrumentos altamente reflectores e os que têm superfícies espelhadas devem ser evitados, uma vez que causam danos nos tecidos não visados. Pode ser inserida uma espátula de cera ou um elevador periosteal no sulco gengival para servir de escudo eficaz quando se efectua a laser de tecidos moles perto dos dentes. Para a maioria das aplicações, pode ser aconselhável utilizar inicialmente definições de tempo de baixa potência antes de avançar para tempos mais elevados e mais rápidos. Quando os lasers não são efetivamente utilizados para tratamento ou se ocorrerem longas pausas entre utilizações, a unidade deve ser colocada em modo de espera para evitar o disparo inadvertido do feixe laser. A maioria dos fabricantes fornece uma tampa ou cobertura metálica para evitar a ativação acidental do raio laser. O interrutor de pé deve ser limpo e inspeccionado antes da utilização.[90]

4. Controlos ambientais

A avaliação dos riscos ambientais envolve uma avaliação de três aspectos principais da área de tratamento com laser que devem ser considerados para estabelecer medidas de controlo adequadas para a aplicação específica, nomeadamente

a. Ambiente físico em que o laser é utilizado :

A utilização de laser deve ser confinada a áreas controladas com acesso restrito. Deve ser considerada a utilização de cortinas laser de proteção para evitar a exposição acidental de transeuntes. Os mecanismos de segurança que proíbem o disparo do laser quando as portas são abertas são igualmente úteis para evitar a exposição acidental de pessoas que entrem no bloco operatório durante os procedimentos laser. Todas as entradas do bloco operatório devem ser claramente assinaladas com um sinal de aviso amovível que contenha as palavras "Perigo" e "Radiação laser" (Figura 53). Devem ser evitados instrumentos e superfícies altamente reflectores para impedir a reflexão do feixe laser nos tecidos não visados.

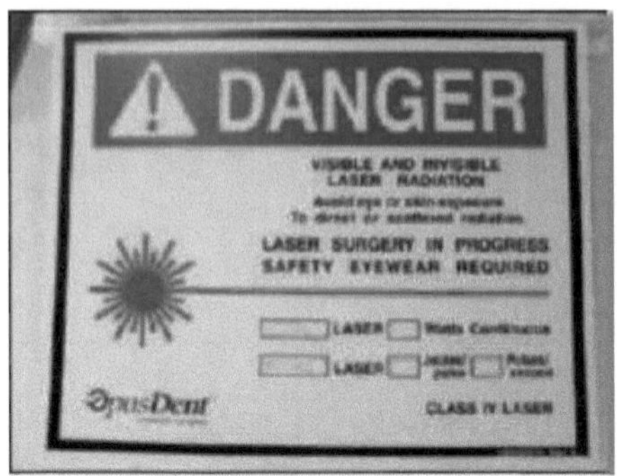

Fig. 53 - Sinal de perigo

b. Potencial de lesões atribuídas à exposição direta devido à saída do feixe de laser e ao mecanismo de emissão :

Para evitar um risco elétrico durante o funcionamento da unidade laser, o chão da sala de operações deve estar seco. Dado que a energia laser gera calor, é necessário ter cuidado para evitar a utilização de líquidos ou gases inflamáveis e explosivos na sala de operações. Os materiais inflamáveis, tais como campos cirúrgicos e esponjas de gaze, podem ser embebidos em soro fisiológico esterilizado para reduzir o potencial de queimaduras por exposição acidental ao raio laser.

c. Nível de formação e de conhecimentos das pessoas em matéria de segurança laser :

Todos os membros do pessoal devem receber formação objetiva e reconhecida sobre os aspectos de segurança da utilização do laser em medicina dentária, tal como noutras especialidades. A norma ANSI afirma que a direção (empregador) tem a responsabilidade fundamental de garantir a utilização segura dos lasers que são propriedade e/ou operados pelo empregador[90].

O PAPEL DO RESPONSÁVEL PELA SEGURANÇA DOS LASERS :

O LSO é nomeado para garantir que todos os aspectos de segurança da utilização do laser sejam identificados e aplicados.

Idealmente, poderia ser um assistente de cirurgia dentária com formação e qualificações adequadas.

As funções do LSO incluem o seguinte

- Confirmar a classificação do laser.
- Ler as instruções do fabricante relativas à instalação, utilização e manutenção do equipamento laser.
- Certificar-se de que o equipamento laser está corretamente montado para utilização.
- Formar os trabalhadores para uma utilização segura dos lasers.
- Supervisionar a área controlada e limitar o acesso.
- Supervisionar os protocolos de manutenção do equipamento laser.
- Colocar sinais de aviso adequados.
- Recomendar equipamento de proteção individual adequado, como óculos e vestuário de proteção.
- Manter um registo de todos os procedimentos laser efectuados, relativamente a cada doente, ao procedimento e aos parâmetros de funcionamento do laser.
- Manter um sistema de notificação de efeitos adversos.
- Assumir o controlo geral da utilização do laser e interromper o tratamento se alguma medida de segurança for violada[90].

Conclusão

A utilização de Lasers tornou-se um tópico de grande interesse e é um campo promissor na Pedodontia.
O primeiro laser foi desenvolvido no ano de 1960, mas a utilização de lasers na prática dentária começou apenas nos últimos 18 anos. Os lasers estão a ser utilizados em vários campos da medicina dentária e têm igual aplicação no mundo da pedodontia.
A tecnologia laser tem evoluído tremendamente ao longo dos anos, juntamente com o aparecimento de novos meios activos e comprimentos de onda. Além disso, os sistemas de aplicação de laser estão a ser miniaturizados e tornaram-se mais flexíveis e práticos de utilizar. A utilização de lasers leva a medicina dentária a novos domínios, permitindo procedimentos anteriormente impossíveis e melhorando as operações com bisturi e electrocautério.
Os lasers funcionam com base no princípio do efeito de ablação da energia da luz, que é completamente diferente dos métodos convencionais, podendo emergir como uma nova modalidade técnica e ter o potencial de se tornar parte dos cuidados dentários de rotina num futuro próximo.
Os lasers permitem aos dentistas efetuar procedimentos padrão com menos dor e menos complicações pós-operatórias. Têm muitas aplicações clínicas. Os lasers de tecidos moles como o árgon, o díodo e o Nd:YAG são utilizados em cirurgias de tecidos moles como a frenectomia, a gengivectomia, o alongamento de coroas e a destartarização subgengival. Também têm sido utilizados no diagnóstico de cáries dentárias, tratamento de úlceras aftosas e hipersensibilidade dentinária.
Os lasers para tecidos duros como Er:YAG, Er,Cr:YSGG e CO_2 são os mais promissores, uma vez que possuem caraterísticas adequadas para a remoção de cáries, condicionamento, branqueamento, pulpotomia e cirurgias de tecidos duros.
Cada comprimento de onda laser tem vantagens específicas e é obrigatório um processo de formação qualificado para tirar o melhor partido de cada laser. A aplicação do laser permite uma hemorragia mínima, menos dor, edema mínimo, melhor cicatrização e cirurgias sem sutura. As desvantagens são que o laser pode causar danos nos olhos, na pele e no sistema respiratório se não for utilizado corretamente. Alguns clínicos ainda têm receio de entrar neste domínio interessante devido ao custo do equipamento.
A tecnologia laser encontra-se num elevado estado de aperfeiçoamento, tendo passado por várias décadas de desenvolvimento até à atualidade. Isto não quer dizer que não possam ocorrer mais melhorias importantes. A fusão de conceitos de diferentes tecnologias pode abrir a porta a novas técnicas e tratamentos. O campo das reacções fotoquímicas baseadas em laser é muito promissor para aplicações adicionais, em especial para a deteção de células, agentes patogénicos ou moléculas específicas. Espera-se que uma outra área de crescimento futuro seja a combinação de técnicas laser de diagnóstico e terapêuticas num único dispositivo, por exemplo, a deteção e remoção de cáries dentárias ou cálculos dentários e também foi desenvolvido um sistema de "piloto automático" para o desbridamento subgengival, existindo o potencial para alargar ainda mais este conceito. Com o desenvolvimento da medicina dentária a laser como uma área de atividade clínica, haverá uma oportunidade considerável para os médicos utilizarem os lasers como alternativa à perfuração.
A missão do dentista pediátrico é simples: fornecer cuidados dentários preventivos, interceptivos e de restauração óptimos num ambiente sem stress. Os lasers permitem ao pedodontista fornecer às crianças uma medicina dentária minimamente invasiva para procedimentos em tecidos duros e moles com o mínimo de desconforto. Os pais e as crianças apreciam a eliminação de agulhas, vibrações e o cheiro dos cuidados dentários convencionais.
Por conseguinte, não há grande dúvida de que, nos últimos anos, a utilização de lasers em medicina dentária ultrapassou os centros académicos e as unidades especializadas e passou a ser utilizada na prática geral. Olhando para o futuro, espera-se que tecnologias laser específicas se tornem um componente essencial da prática dentária contemporânea durante a próxima década e que, no futuro, o laser possa ser tão comum como a peça de mão dentária no consultório dentário.

Referências

Koci E, Almas K. Aplicações de laser em medicina dentária: Uma decisão clínica baseada em evidências
fazer uma atualização. Pakistan Oral and Dental Journal. 2009:Dec;29(2):409-422.
Husein A. Aplicações de lasers em medicina dentária - uma revisão. Arquivos de Ciências Orofaciais.
2006;1:1-4.
Baggett F.J, Mackie I C, Blinkhorn A S. A utilização clínica do laser Nd:YAG em pediatria
dentária para a remoção de tecidos moles orais. British Dental Journal. 1999:Nov;187(10):528- 530.
Boj J.R. O futuro da medicina dentária pediátrica a laser. J Oral Laser Applications. 2005;5(3):173-
177.
Margolis F S. Os lasers dentários são para crianças? Dental Economics. 2010;Jul:8-9.
Coluzzi D.J. Fundamentals of dental lasers: science and instruments (Fundamentos dos lasers dentários: ciência e instrumentos). Dent Clin N Am.
2004; 48(4): 751-770.
Parker S. Introdução, história dos lasers e produção de luz laser. British Dental Journal. 2007:Apr;202(1):21-31.
Reza F, Katayoun K A M, Farzaneh A, Nikoo T. Lasers in orthodontics. Princípios em Ortodontia Contemporânea. 2011;9(3):19-27.
Gordon T E. Alguns efeitos dos impactos do laser em dentes extraídos. Jornal de Investigação Dentária.
1965;45(2):372-375.
Lobene R R, Bhussry B R, Fine S. Interação da radiação laser de dióxido de carbono com o esmalte e a dentina. Journal of Dental Research. 1968:Mar-Apr;47(2):311-317.
Stern R H, Vahl J, Sognnaes R F. Lased enamel: Observações ultra-estruturais dos efeitos do laser de dióxido de carbono pulsado. Journal of Dental Research. 1972:Mar-Apr;51(2):455-460.
Yamamoto H, Sato K. Prevention of dental caries by acousto-optically Q-switched Nd:YAG laser irradiation. Journal of Dental Research. 1980:Feb;59(2):137-142.
Hans L, Klaus M. Effects of CO_2 laser surgery on oral premalignant lesions. Jornal de Investigação Dentária. 1986;70(2):11-17.
Featherstone J D B, Nelson D G A. Efeitos do laser nos tecidos duros dentários. Advanced Dental
Investigação. 1987:Out;1(1):21-26.
Costa A M, Yamaguti P M, Paula L M D, Bezerra A C B. Estudo in vitro do diagnóstico de cárie oclusal com laser diodo 655 nm. Revista de Odontologia para Crianças. 1998;8(2):249-253.
McNally K M, Gillings B R D, Dawes J M. Dye assisted diode laser ablation of carious enamel and dentin. Australian Dental Journal. 1999;44(3):169-175.
Aoki A, Sasaki K M, Watanabe H, Ishikawa I. Lasers na terapia periodontal não cirúrgica. Periodontologia 2000. 2004;36:59-97.
Lussi A, Francescut P. Desempenho de métodos convencionais e novos para a deteção de cáries oclusais em dentes decíduos. Caries Res. 2003;37:2-7.
Pescheck A, Pescheck B, Moritz A. Pulpotomia de molares primários com a utilização de um laser de dióxido de carbono: resultados de um estudo in vivo a longo prazo. J Oral Laser Appl. 2002;2:165-169.
Fette A M. Low-level laser therapy of superficial thermal facial lesions in children

(Terapia laser de baixa intensidade de lesões faciais térmicas superficiais em crianças). Journal of Oral Laser Application. 2003;3(3):163-165.
Walsh LJ. O estado atual das aplicações de laser em medicina dentária. Australian Dental Journal. 2003;48(3):146-155.
Margolis F. Point of care. Jornal da Associação Dentária Canadiana. 2004:May;70(5):334-335.
Dederich DN, Bushick RD. Lasers em Odontologia. JADA. 2004;135:204-211.
Gutknecht N, Franzen R, Vanweersch L, Lampert F. Lasers em Odontopediatria - Um Revisão. J Oral Laser Appl. 2005;5:207-218.
Liu J F. Effects of Nd:YAG laser pulpotomy on human primary molars. JOE. 2006:May;32(5):404-407.
Bader C, Krejci I. Indicações e limitações das aplicações do laser Er:YAG em medicina dentária. American Journal of Dentistry. 2006:Jun;19(3):178-185.
Schoop U et al. A utilização do laser de érbio, crómio:ítrio-scândio-gálio-garnet no tratamento endodôntico. JADA. 2007:Jul;138:949-955.
Parker S. Surgical laser use in implantology and endodontics (Utilização do laser cirúrgico em implantologia e endodontia). British Dental Journal. 2007:Apr;202(7):377-386.
Reyhanian A, Parker S, Moshonov J. A utilização da granada de alumínio e ítrio de érbio (2940 mm) num procedimento de apicectomia assistida por laser. British Dental Journal. 2008:May;205(6):319-323.
Walsh L J. Erbium dental lasers and bone modification (Lasers dentários de érbio e modificação óssea). Australian Dental Practice. 2008;Sep-Oct:106-108.
Christensen G J. Corte de tecidos moles com laser versus eletrocirurgia. JADA. 2008:Jul;139:981-984.
Goel A, Chawla HS, Gauba K, Goyal A. Comparação da validade do diagnodent com os métodos convencionais para a deteção de cáries oclusais em molares primários utilizando o padrão de ouro histológico: um estudo in vivo. J Indian Soc Pedod Prevent Dent. 2009;27(4):227-234.
Gupta VK, Jena AK, Singh SP, Utreja A. Aplicações de lasers na prática ortodôntica moderna: Uma revisão da literatura. Orthod Cyberjournal. agosto de 2009;7(3):112-119.
Allbeury J. Lasers perfeitos para procedimentos atraumáticos em pediatria. Australian Dental Practice. 2010;Set-Out:124- 126.
Birang R, Behfarnia P, Yaghini J, Teimuri F, Jamshidi M. Avaliação dos efeitos do laser Nd:YAG em comparação com a destartarização e o planeamento radicular isolados nos parâmetros clínicos periodontais. Jornal de Periodontologia e Dentisteria de Implantes. 2010:Ago;1(2):25-28.
Chmura L G. Gengivectomia da arcada superior e alívio do frénulo labial superior excessivo com laser de díodo de 810 nm. J Laser Dent. 2010;18(3):102-108.
Bains V K, Gupta S, Bains R. Lasers em Periodontia: Uma visão geral. Jornal de Saúde Oral e Odontologia Comunitária. 2010;4:29-34.
Pang P, Andreana S, Aoki A, Coluzzi D. Energia laser em aplicações de tecidos moles orais. J Laser Dent. 2010;18(3):123-131.
Kusek E R. Soldadura de tecidos por laser. Jornal de Medicina Dentária a Laser. 2010;18(3):135-139.
Gupta S, Kumar S. Lasers in Dentistry-An Overview. Tendências Biomater Artif Organs. 2011;25(3):119-123.
Martens LC. Física do laser e uma revisão das aplicações do laser em medicina dentária para crianças. Arquivos Europeus de Odontopediatria. 2011;12:61-67.
Caprioglio C, Olivi G, Genovese M D. Lasers em traumatologia dentária e terapia laser de baixa intensidade (LLLT). Arquivos Europeus de Odontopediatria. 2011;12(2):79-

84.
Umer A, Umer A. Uma visão geral da tecnologia laser em medicina dentária. Arquivos Europeus de Odontopediatria. 2011;11(2):23-29.
Boj A,Poirier C, Hernandez M, Espasa E, Espanya A. Revisão: tratamentos de tecidos moles com laser para pacientes dentários pediátricos. Arquivos Europeus de Odontopediatria. 2011;12(2):110-16.
Olivi G, Genovese MD. Dentisteria restauradora a laser em crianças e adolescentes. Arquivos Europeus de Odontopediatria. 2011:12(2):80-94.
Tanboga I, Eren F, Altinok B, Peker S, Ertugal F. O efeito da terapia laser de baixa intensidade na dor durante a preparação de cavidades dentárias em crianças. Arquivos Europeus de Odontopediatria. 2011;12(2):93-95.
Seifi M, Younessian F, Ameli N. A corticotomia sem retalho assistida por laser inovadora para melhorar o movimento dentário ortodôntico. Jornal de Lasers em Ciências Médicas. 2012;3(1):20- 25.
Acharya SS, Satyanarayana TSV, Prabhakar R. Lasers em medicina dentária - Uma revisão. Aedj. 2012;4(4):66-72.
Mute W, Shenoi P, Khadse A. Aplicação do laser em dentisteria de restauração - Uma revisão. Revista de Ciências Dentárias da Índia Central. 2012;3(2):73-78.
Nastri L, Caruso U. Abordagens de tratamento alternativas na periodontite crónica: Aplicações de Lasers. Patogénese e Tratamento da Periodontite. 2012;183-200.
Asnaashari M, Safavi N. Disinfection of contaminated canals by different laser wavelengths, while performing root canal therapy. Jornal de Lasers em Ciências Médicas. 2013;4(1):8-15.
Parker S. Interação laser-tecido. British Dental Journal. 2007;202:73-81.
Karlsson L. Métodos de deteção de cáries baseados em alterações das propriedades ópticas entre tecido saudável e tecido cariado. Jornal Internacional de Medicina Dentária. 2010;2(2):1-9.
Lussi A, Meyert B, Longbottom C, Resch E, Francescut P. Desempenho clínico de um dispositivo de fluorescência laser para a deteção de lesões de cárie oclusal. Euro J Oral Sci. 2001; 209:1419.
Rodrigues JA, Hug I, Neuhaus KW, Lussi A. Dispositivos baseados em díodo emissor de luz e fluorescência laser na deteção de cáries oclusais. Caries res. 2000; 34(3):225-232.
Otis Lindo L, Matthew EJ, Ujwal SS, Bill LW. Tomografia de coerência ótica: Uma nova tecnologia de imagem para a medicina dentária. JADA. 2000; 131:511-514.
Hall A, Girkin JM. Uma revisão de potenciais novas modalidades de diagnóstico para lesões de cárie. J.Dent Res. 2004; 83 (spec.iss C):C89-C94.
Pawley JB.Handbook of Biological Confocal Microscopy (3ª Ed.). Berlim:Springer ;2006.
Fontano M, Dunipace AJ, Noblbitt TW, Fischer G, Katz M, Stokyl GK. Medição da desmineralização do esmalte usando microradiografia e microscopia confocal. Caries Res. 1996; 30:317-325.
Van de Rijke JW, Herkstroter FM, TenBosch JJ. Quantificação ótica de cáries proximais in vitro. J Am Dent Assoc. 1991;25:335-340.
Matthew EJ, Ujwal SS. Tomografia de coerência ótica: Uma nova tecnologia de imagem para a medicina dentária, JADA. 2000; 131:511-514.
Rezaei Y, Bagheri H, Esmaeilzadeh M. Effects of Laser Irradiation on Caries Prevention (Efeitos da Irradiação Laser na Prevenção de Cáries). Jornal de Lasers em Ciências Médicas. 2011;2(4):159-164.
Zach L, Cohen G. Resposta da polpa ao calor aplicado externamente. Oral Surg Oral Med Oral Pathol. 1965;19:515-30.
Cobb DS, Dederich DN, Gardner TV. Alteração da temperatura in vitro na interface

dentina/pulpar utilizando luz visível convencional versus laser de árgon. Lasers Surg Med. 2000;26(4):386-97.
Wigdor HA, Walsh JT, Jr. Análise histológica do efeito na polpa dentária de um laser de CO_2 de 9,6 micrómetros. Lasers Surg Med. 2002;30(4):261-266.
Armengol V, Jean A, Rohanizadeh R, Hamel H. Análise microscópica eletrónica de varrimento de tecidos duros dentários doentes e saudáveis após irradiação com laser Er:YAG: um estudo invitro. J Endod. 1999;25(8):543-46.
Yamada Y, Hossain M, Suzuki N, Kinoshita JI, Nakamura Y, Matsumoto K. Remoção de dentina cariada por irradiação laser Er:YAG com e sem carisolv. J Clin Laser Med Surg. 2001;19(3):127-31.
Powell GL, Blankenau RJ. Cura a laser de materiais dentários. Dent Clin N Am. 2000;44(4):923-30.
Kelsey WP, Blankenau RJ, Powell GL. Aplicação do laser de árgon à medicina dentária. Lasers em cirurgia e medicina. 1991;11(6):495-98.
Kelsey WP, Blankenau RJ, Powell GL, Barkmeier WW, Cavel T, Whisenant BK. Melhoria das propriedades físicas dos materiais de restauração de resina através da polimerização a laser. Lasers Surg Med. 1989;9:623-27.
Powell GL, Blankenau RJ. Cura a laser de materiais dentários. J Oral Laser Appl. 2001;1:7-11.
Dostalova T, Jelinkova H, HousOVA d, Sulc J, Nemec M, Miyagi M, Brugnera A, Zanin F.
Clareamento ativado por laser de diodo. Braz Dent J. 2004;15:S13-S18.
Rohanizadeh R, LeGeros RZ, Fan DA. Propriedades ultra-estruturais da dentina irradiada a laser e irradiada a calor. J Dent Res. 1999;78:18-29.
Jafarzadeh H. Laser Doppler Flowmetry in endodontics: a review. Int Endod J. 2009;42:476-90.
Ikawa M, Komatsu H, Ikawa K, Mayanagi H, Shimauchi H. Alterações relacionadas com a idade no fluxo sanguíneo pulpar humano medido por Laser Doppler Flowmetry. Dent Traumatol. 2003;19:36-40.
Musselwhite JM, Klitzman B, Maixner W, Burkes J. Laser Doppler Flowmetry: Um teste clínico da vitalidade da polpa. Oral Surg Oral Med Oral Pathol Oral Radiol Endod. 1997;84(4):411- 19.
Andersen E, Aars H, Brodin P. Effects of cooling and heating of the tooth on pulpal blood flow in man (Efeitos do arrefecimento e aquecimento do dente no fluxo sanguíneo pulpar no homem). Endod Dent Traumatol. 1994;10:256-59.
Evans D, Reid J, Strang R, Stirrups D. Uma comparação da fluxometria Laser Doppler com outros métodos de avaliação da vitalidade de dentes anteriores traumatizados. Endod Dent Traumatol. 1999;15:284-90.
Freid D, Glena RE, Featherstone JDB, Seka W. Alterações permanentes e transitórias na reflectância dos tecidos duros dentários irradiados com CO_2. Lasers Surg Med. 1997;20:22-31.
Wigdor HA, Walsh JT. Análise histológica do efeito na polpa dentária de um laser de CO_2 de 9,6^m. Lasers Surg Med. 2002;30:261-66.
Bergmans L, Moisiadis P, Teughels W, Van Meerbeek B, Quiryen M, Lambrechts P. Efeito bactericida da irradiação laser Nd:YAG em alguns agentes patogénicos endodônticos ex-vivo. Int Endod J. 2006;39:547-57.
Matsumoto K. Lasers em endodontia.Dent Clin N Am. 2000;44:889-906.
Anic J, Matsumoto K. Comparação da capacidade de selagem de materiais amolecidos a laser, lateralmente
guta-percha condensada e termoplastisada a baixa temperatura. J Endod. 1995;21(9):464- 69.
Yu DG, Kimura Y, Tomita Y, Nakamura Y, Watanabe H, Matsumoto K. Estudo sobre

os efeitos da remoção de materiais de preenchimento e limas partidas dos canais radiculares utilizando o laser Nd:YAG pulsado. J Clin Laser Med Surg. 2000;18(1):23-28.
Kotlow LA. Lasers em Odontopediatria. Dent Clin N Am 2004;48(4):889-922.
Verma SK, Maheshwari S, Singh RK, Chaudari PK. Laser em medicina dentária: Uma ferramenta inovadora na prática dentária moderna. Jornal Nacional de Cirurgia Maxilofacial. 2012;3(2):124-32.
Kotlow L. Lasers e tratamentos de tecidos moles para o paciente pediátrico dentário. Alpha Omegan. 2008;101(3):140-51.
Jan M, Couppe C, Chow RT, Tuner JT, Elisabeth AL. Uma revisão sistemática da terapia laser de baixa intensidade com doses específicas para a dor causada por doenças articulares crónicas. Australian Journal of Physiotherapy. 2003;49:107-116.
Tuner J, Kristensen PHB. Terapia laser de baixa intensidade em medicina dentária. Princípios e prática da odontologia a laser. 2011;15:263-86.
Singh S et al. Safety Concerns Regarding the use of Dental Lasers (Preocupações com a segurança na utilização de lasers dentários). Revista Internacional de Odontologia a Laser. 2012:May-Aug;2(2):35-40.

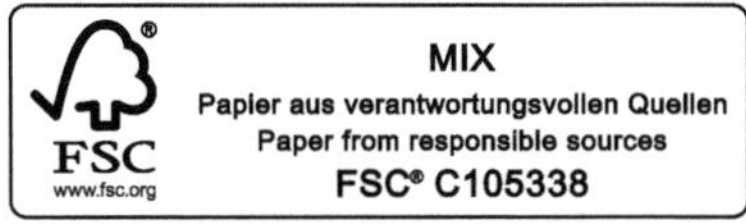

Printed by Books on Demand GmbH, Norderstedt / Germany